L'ALBUMINURIE

DANS LA SCARLATINE

SES RAPPORTS AVEC LA DIPHTÉRIE

PAR

Le Docteur Roger POUGAUD

DE LA FACULTÉ DE MÉDECINE DE PARIS
ANCIEN EXTERNE DES HOPITAUX DE PARIS

PARIS
A. MALOINE, ÉDITEUR
25-27, RUE DE L'ÉCOLE-DE-MÉDECINE, 25-27

1910

L'ALBUMINURIE

DANS LA SCARLATINE

SES RAPPORTS AVEC LA DIPHTÉRIE

L'ALBUMINURIE

DANS LA SCARLATINE

SES RAPPORTS AVEC LA DIPHTÉRIE

PAR

Le Docteur Roger POUGAUD

DE LA FACULTÉ DE MÉDECINE DE PARIS
ANCIEN EXTERNE DES HOPITAUX DE PARIS

PARIS

A. MALOINE, ÉDITEUR

25-27, RUE DE L'ÉCOLE-DE-MÉDECINE, 25-27

1910

A MES PARENTS

MEIS ET AMICIS

A MON PRÉSIDENT DE THÈSE

M. LE PROFESSEUR HUTINEL

MEMBRE DE L'ACADÉMIE DE MÉDECINE
PROFESSEUR DE CLINIQUE MÉDICALE INFANTILE

A MES MAÎTRES DANS LES HÔPITAUX

M. LE DOCTEUR SIREDEY

Médecin de l'hôpital Saint-Antoine
(Saint-Antoine, 1905).

M. LE DOCTEUR GUINARD

Chirurgien de l'Hôtel-Dieu
(Hôtel-Dieu, 1906).

M. LE PROFESSEUR AGRÉGÉ THIROLOIX

Médecin de l'hôpital de la Pitié
(Saint-Antoine, 1906-1907).

M. LE PROFESSEUR POZZI

Membre de l'Académie de Médecine
Professeur de la clinique gynécologique
(Broca, externat, 1907-1908).

M. LE DOCTEUR DALCHÉ

Médecin de l'hôpital de Pitié
(Pitié, externat 1908).

M. LE PROFESSEUR AGRÉGÉ COUVELAIRE

Accoucheur des hôpitaux
(Saint-Louis, externat, 1908).

M. LE DOCTEUR LESAGE

Médecin de l'hôpital Herold
(Herold, externat, 1909-1910).

M. LE DOCTEUR POULARD

Ophtalmologiste, de l'hôpital Beaujon
(Beaujon, externat, 1910).

L'ALBUMINURIE DANS LA SCARLATINE

SES RAPPORTS AVEC LA DIPHTÉRIE

INTRODUCTION

Dans cette étude, que nous désirons faire de l'albuminurie dans la scarlatine, nous nous placerons exclusivement au point de vue clinique, laissant délibérément de côté l'anatomie pathologique.

Durant l'année que nous avons passée à l'hôpital d'enfants Hérold, dans le service de notre maître M. Lesage, il nous a été donné de voir un nombre assez élevé de malades atteints de scarlatine. C'est l'étude de ces malades et le traitement auquel ils ont été soumis qui nous ont permis de rechercher l'étiologie de l'albuminurie dans la scarlatine.

Cette étiologie, qui a été l'objet de nombreuses interprétations, a une importance considérable. C'est par sa connaissance que l'on pourra lutter efficacement contre l'albuminurie, car d'elle découlent la prophylaxie et la thérapeutique de cette complication à la fois si fréquente et si grave.

Nous ne nous occuperons pas de l'abuminurie précoce apparaissant dès les premiers jours de la maladie dans la période fébrile. Elle constitue probablement une complication de la scarlatine elle-même, c'est-à-dire causée par le microbe encore inconnu de cette maladie. Elle est souvent accompagnée d'hématurie, débute avec la scarlatine et disparaît souvent en même temps qu'elle.

Nous aurons seulement en vue *l'albuminurie tardive* apparaissant au déclin lorsque la température est redevenue normale.

Nous exposerons en premier lieu les diverses théories étiologiques de l'albuminurie scarlatineuse. Nous dirons combien fréquente est la diphtérie dans la scarlatine et nous montrerons les ressemblances entre l'albuminurie diphtérique et la scarlatineuse. Puis indiquant la méthode suivie chez les malades que nous avons étudiés et dont nous apportons les observations, nous arriverons à la conclusion de cette étude : les rapports étiologiques de l'albuminurie scarlatineuse avec la diphtérie (1).

Nous étudierons ensuite le traitement diététique de cette albuminurie; nous passerons en revue les différents régimes employés à l'heure actuelle et les résultats qu'on en obtient; et enfin nous indiquerons la méthode qui selon nous doit être employée pour combattre la complication rénale.

1. Dans toute cette étude, nous avons suivi la méthode de M. Lesage (*Sérothérapie préventive et curative*). (*Traité des maladies des nourrissons*, 1910.)

DE L'ÉTIOLOGIE

Les principales causes de l'albuminurie qui furent successivement invoquées par différents auteurs sont les suivantes. D'abord le froid ; c'est toujours lui qu'on accusait lorsqu'apparaissait l'albumine dans les urines. Le microbe inconnu de la scarlatine fut aussi accusé. Beaucoup crurent que l'alimentation était la cause des lésions rénales. Enfin plus récemment ce fut le streptocoque que l'on incrimina.

Le refroidissement n'a pas l'importance qu'on lui accordait. En tous cas, il ne serait qu'une cause adjuvante et non efficiente de la néphrite, car il est bien démontré que celle-ci ne peut être due qu'à une infection. Les sujets les mieux soignés et les plus à l'abri du froid ne sont pas exempts de cette complication.

Quant à l'alimentation, nous verrons plus loin, lorsque nous parlerons des régimes, qu'elle est impuissante soit à provoquer soit à empêcher l'albuminurie.

Ce n'est pas la scarlatine elle-même qui est la cause directe de la néphrite. Voici un fait qui le montre bien. En 1891, au cours d'une épidémie locale de scarlatine, la quantité de néphrites fut plus considérable que celle des scarlatines (*Gaz. médic.*, 1891, p. 482.). « Il y eut « 18 cas de scarlatine franche contre 28 néphrites, des « scarlatineux convalescents communiquèrent la né- « phrite dont ils étaient atteints à leurs voisins et ceux- « ci observés de très près ne prirent que la néphrite « et restèrent indemnes de scarlatine (Fiessenger) (1). » Ceci nous montre que si la néphrite se voit en dehors de la scarlatine dans une épidémie de cette maladie, elle est cependant bien due à un agent contagieux. Cette contagion s'observe assez fréquemment et on voit des enfants de la même famille ayant été en contact présenter de l'albuminurie ; on peut penser chez eux autant à un agent contagieux qu'à une prédisposition familiale.

Pour le streptocoque, auquel beaucoup d'auteurs font jouer le principal rôle dans l'étiologie de l'albuminurie, ce rôle n'est rien moins que démontré.

Dans les affections streptococciques la néphrite est une exception. Dans les complications de la rougeole on donne au streptocoque un rôle capital et cependant ces complications sont bien différentes de celles de la scarlatine. En réalité le streptocoque est seulement « le compagnon perpétuel de la scarlatine ». (Nedrigailow) (2).

Moser (3) appliqua au traitement de la scarlatine un

1. Fiessenger. Les albuminuries infectieuses, *J. des Praticiens*, 1907.

2. Nedrigailow. *Central. f. Bakfl.* 1900, XLII.

3. Moser. *Jahrb. f. Kinderheilk*, 1903.

sérum antistreptococcique obtenu par lui ; si les résultats parurent être satisfaisants au point de vue de la scarlatine elle-même, ils furent nuls quant à la néphrite ; on observa dans les cas ainsi traités 13 °/。 de néphrites.

Divers autres sérums antistreptococciques qui furent employés n'ont donné aucun résultat.

La présence du streptocoque dans les reins et les urines ne prouve pas qu'il est la cause des lésions. Il se rencontre dans les urines sans que la néphrite soit constatée et le passage du microbe lui-même dans le rein n'est pas suffisant pour le léser.

Vincenzi (1) a montré que les bactéries peuvent passer dans l'urine à travers des reins sans les léser. Il pratiqua des injections de culture de colibacilles dans la jugulaire de lapins, dans tous les cas le bacille fut retrouvé dans les urines et il fut impossible de constater une lésion des reins à l'examen microscopique.

La néphrite n'est pas produite par un microbe mais par une toxine.

Or il est une toxine qui provoque presque toujours l'albuminurie : la toxine diphtérique. On a pu provoquer expérimentalement la néphrite par des injections de toxine diphtérique dans le sang, et chez les diphtériques l'albuminurie est presque constante.

Une autre notion nous amène à rechercher la diphtérie comme cause fréquente de la néphrite dans la scarlatine : c'est la relation qui existe entre cette néphrite et les affections pharyngées.

1. Vincenzi. *Zeitschrift für Hygiène,* 1909, LXII, p. 417.

Plusieurs auteurs ont été frappés de cette relation. Babonneix et Brelé (1) disent : « Il semble bien prouvé « que l'infection pharyngée a un rôle important dans « l'apparition de la néphrite. »

Friedlander a remarqué que l'on trouvait surtout le rein mou hémorragique aux autopsies de scarlatine ayant eu une forme grave d'angine.

Sevestre considérait les infections pharyngées comme un des principaux facteurs dans la pathogénie des néphrites.

Roger (2) a montré que le syndrome infectieux dont l'angine est l'élément se retrouve à l'origine de beaucoup de néphrites.

Castaigne et Simon (3) dans 6 cas de néphrite scarlatineuse qu'ils ont observés à leur début ont constaté 5 fois cette origine pharyngée.

Pour Gallois (4), la néphrite de la scarlatine est fonction de rhino-pharyngite.

Beclère (5) n'a jamais vu d'albumine dans l'urine sans exsudat pseudo-membraneux dans la gorge.

C'est bien dans la gorge que se trouve l'agent étiolo-

1. Babonneix et Brelé. *Gazette des Hôpitaux*, 1909, p. 213.

2. Roger. Etudes cliniques sur quelques maladies infectieuses, *Rev. med.*, 1899.

3. Castaigne et Simon. Maladies des reins. *La Pratique des maladies d'enfants*, 1910, p. 213.

4. Gallois. *Société de thérapeutique*, 10 fév. 1904.

5. Beclère. Albuminurie et alimentation dans scarlatine. *Soc. méd. des hôpitaux*, 9 juin 1905.

gique de la néphrite scarlatineuse. Cette localisation, qui est celle du bacille diphtérique, doit nous amener à rechercher si ce bacille se rencontre dans la scarlatine et avec quelle fréquence.

SCARLATINE ET DIPHTÉRIE

Une question qui a provoqué de nombreuses discussions est celle de la coexistence de la diphtérie avec la scarlatine.

L'époque à laquelle apparaît la diphtérie dans la scarlatine donna lieu aussi à diverses opinions.

L'angine scarlatineuse fut longtemps regardée comme toujours diphtérique.

D'après Peter (1) les produits pseudo-membraneux de la scarlatine sont toujours de nature diphtérique.

Niemayer (2) décrit la diphtérie vraie avec coriza pseudo-membraneux comme complication de la scarlatine.

Pour Grisolle (3), l'identité de l'angine couenneuse avec l'angine de Fothergill ne fait aucun doute et Archambaut (4) admet que ce n'est qu'à titre exceptionnel

1. Peter. *Dict. encycl. des sc. méd.*, art. angine.
2. Niemayer. *Traité de path. int.*, 1883, p. 644.
3. Grisolle. *Traité de path. int.*, 1874.
4. Archambault. Traduction de *Leçon des maladies d'enfants* de West.

que l'angine couenneuse de la scarlatine n'est pas diphtérique.

Cadet de Gassicourt (1) croit que l'angine diphtérique se montre fréquemment dans le cours de la scarlatine et d'après lui « les fausses membranes sont les mêmes « que celles de la diphtérie, la marche est la même, la « séméiologie et le pronostic identiques ». Jessner (2) se déclare aussi partisan de l'identité de l'angine pseudo-membraneux et de la diphtérie. Sanné (3) dit : « De toutes les maladies, la scarlatine est celle qui se « complique le plus souvent de diphtérie ; l'attraction « réciproque de ces deux empoisonnements a frappé les « observateurs. Cette tendance de la diphtérie et de la « scarlatine n'étonne pas quand on se rend compte des « points de contact de ces deux maladies : angine, adé- « nites, albuminurie, exanthème, propension à la mali- « gnité. »

Puis vinrent les dualistes qui nièrent toute coexistence entre la diphtérie et la scarlatine. La bactériologie vint montrer la fausseté de cette opinion par la découverte du bacille de Klebs Lœffler dans la gorge des scarlatineux.

Wurtz et Bourges (4) ont examiné plusieurs cas d'angines scarlatineuses au point de vue bactériologique. Sur dix-neuf angines précoces pseudo-membraneuses,

1. Cadet de Gassicourt. *France méd.*, 1881.
2. Jessner. *Berliner Klin Wochenschrift*, 1887.
3. Sanné. *Maladies de l'enfant.* Rilliet et Barthez.
4. Bourges. *Recherches bact. de l'ang. scarlatineuse.* Thèse Paris, 1891.

ils ont trouvé une fois le bacille de Lœffler. L'étude de ces cas nous montre non seulement la coexistence de la diphtérie une fois sur vingt, mais aussi l'apparition de l'albuminurie dans ce cas de scarlatine et diphtérie. Dans les dix-huit autres cas où le bacille de Lœffler ne fut pas trouvé, les auteurs notent dans plusieurs observations l'absence d'albumine sauf dans un cas où l'albuminurie a été légère et fugace. Par contre, dans le cas d'angines tardives, trois présentent le bacille diphtérique. Dans deux de ces cas, l'analyse des urines n'est pas notée et l'albuminurie est apparue dans le cas de l'observation suivante :

OBSERVATION I

BOURGES (*Rech. bact. angine scarlatineuse.* Thèse 1891, p. 84).

Scarlatine. Angine pseudo-membraneuse tardive. Diphtérie. Mort.

B. M..., âgé de 6 ans 1/2, entre le 19 janvier 1890 dans le service de M. Legroux au pavillon de la scarlatine. Son frère est actuellement en traitement à l'hôpital Trousseau pour angine diphtérique.

18 janvier. — Mal de gorge et éruption de scarlatine. A son entrée à l'hôpital, éruption généralisée, angine pultacée assez douloureuse. Engorgement assez marqué des ganglions sous-maxillaires.

26. — Douleurs légères dans les poignets.

10 février. — Œdème de la face. *Albuminurie abondante.*

17 février. — Hématurie assez abondante.

24. — Il se fait un dépôt de fausses membranes blanchâtres sur l'amygdale gauche et la partie supérieure des deux piliers postérieurs. La luette n'a rien.

Albuminurie persistante.

25. — L'exsudat a pris un aspect nettement diphtérique, la luette est recouverte. Les ganglions du cou sont très gros. La voix est éteinte, la toux rauque. On fait passer l'enfant au pavillon de la diphtérie où le croup et l'angine disparaissent au bout d'une quinzaine de jours. La néphrite fait des progrès constants. Vers la fin de mars, il est emmené par ses parents. Nous avons appris qu'il était mort chez lui au bout de quelques jours.

Examen bactériologique. — Les tubes de sérum ensemencés le 26 février donnent des colonies de bacille de Lœffler, des colonies de streptocoque et des impuretés. Les bacilles sur les différents milieux ont donné tous les caractères du bacille de Lœffler.

Cette observation est intéressante parce qu'elle montre, dans cette scarlatine accompagnée de diphtérie, l'apparition de l'albuminurie. On ne saurait mettre en avant le streptocoque pour expliquer cette complication, car dans presque tous les cas, ce microbe fut trouvé et on ne constate la néphrite que dans ceux qui présentent de la diphtérie. De plus, dans les affections streptococciques la néphrite est une exception alors qu'elle est la règle dans la diphtérie.

Lœffler, dans une observation reproduite en partie ci-dessus, rapporte le cas d'une scarlatine accompagnée de diphtérie ; on y trouve la complication rénale.

OBSERVATION II (résumée)

(Loeffler. *Mitheilungen aus den Keiserl gesundheitsamte.*)

Fillette âgée de 5 ans et 4 mois tomba malade de scarlatine à laquelle s'ajouta au bout de quelques jours la diphtérie. Au dixième jour, enduit diphtérique dans le pharynx.

Elle mourut avec de l'*anasarque* au dix-huitième jour, croup et trachéotomie.

Examen. — Dans les parties les plus profondes des fausses membranes, amas de bacilles décrits par Klebs, ils ne pénètrent pas le parenchyme.

Heubner et Bathdt en donnent aussi une observation.

OBSERVATION III

Heubner et Bathdt. *Zur Kentnisser gelenkeïterungen bei Scharlach.* Berlin. Kl. Wochensch.

Wilhem L..., 14 ans, tombe malade le 20 mai 1884. Fièvre et vomissements, angine rouge.

21. — Éruption de scarlatine.

23. — Fausses membranes épaisses gris jaunâtre sur les deux amygdales. Forte adénopathie sous-maxillaire. Pas d'albumine.

24. — Extension des fausses membranes. Haleine fétide.

26. — Plaque de diphtérie cutanée au périnée et à la cuisse gauche.

27. — Gonflement et douleurs des articulations des doigts de la main gauche et du genou droit.

28. — Douleurs et gonflement du genou gauche.

29. — Articulations prises très rouges et douloureuses. Les amygdales sont détergées. Les adénopathies ont disparu à gauche, diminué à droite. Les irrigations nasales nettoient bien le nez qui avait été envahi par les fausses membranes.

Le 30. — La main gauche et le coude droit se prennent. Délire.

31. — Augmentation de la matité hépatique et splénique Les bruits du cœur deviennent sourds.

2 juin. — Dyspnée. Œdème des membres inférieurs, un peu d'albuminurie. Les douleurs articulaires persistent.

3. — Léger frottement péricardique.

5. — Décès dans l'après-midi.

Ces cas nous montrent l'association de la diphtérie à la scarlatine et en plus la présence de l'albuminurie. Il y a plus qu'une coïncidence entre ces deux complications mais une réunion de cause à effet.

Varnali (1) nous donne un cas semblable c'est une scarlatine diphtérique, apyrétique, compliquée de néphrite.

Garçon de 3 ans 1/2 pris d'une scarlatine bénigne avec exanthème peu étendu. Le troisième jour de la maladie on constate des fausses membranes diphtériques sur le pharynx et les amygdales. La scarlatine et la diphtérie évoluent chacune avec leurs symptômes habituels mais à aucun moment la malade n'accuse de fièvre, la température reste normale. La diphtérie a disparu la première au bout de trois semaines environ, puis au moment

1. Varnali. *Archiv. für Kinder.* 1897, XXI.

de la desquamation la scarlatine s'est compliquée d'une néphrite grave.

Variot et Devé (1) ont après Bourges fait des recherches et examiné à l'hôpital Trousseau pendant l'année 1899 les malades atteints de scarlatine et ayant des angines pseudo-membraneuses. Ils ont montré que sur 62 angines pseudo-membraneuses du début de la scarlatine, 30 étaient nettement diphtériques avec bacille de Lœffler. Ils s'expriment ainsi : « Nous ne pouvons « accepter les conclusions de MM. Wurtz et Bourges « lorsqu'ils déclarent que les seules angines diphtéri« ques qu'on voit au cours de la scarlatine sont tou« jours tardives, survenant quinze jours ou trois se« maines après l'éruption. Il est certain que la plupart « de nos angines à Lœffler se sont manifestées dès le « début de la scarlatine. » Dans 20 cas, le bacille fut constaté à l'entrée ou le lendemain, huit fois un peu plus tard et deux fois ce furent des angines secondaires.

Variot et Roy (2) ont de nouveau examiné pendant l'année 1901 à l'hôpital des Enfants malades 41 scarlatineux présentant une angine intense avec exsudat abondant. Ces 41 cas ont donné 21 fois le bacille de Lœffler long, moyen ou court et 20 fois des pseudo-diphtériques, 6 fois seulement le processus angineux à Lœffler a paru après le huitième jour. Les auteurs mentionnent que dans 15 angines où le diagnostic clinique de diphtérie avait été résolument écarté, on a trouvé le bacille de Lœffler dans les cultures.

1. Variot et Devé. *Société médicale des Hôpitaux*, 26 oct. 1900.
2. Variot et Roy. *Société médicale des Hôpitaux*, 2 mai 1902.

Williams (1) a examiné 35 cas d'angines pseudomembraneuses de la scarlatine, 12 fois il y avait des bacilles de Lœffler. Une fois la diphtérie précéda la scarlatine, une fois ce fut l'inverse et dans les 10 autres cas les deux affections coïncidaient.

Hill (2) a vu souvent la scarlatine et la diphtérie sévir à la même époque dans le même district. Des cas de diphtérie se présentèrent dans une famille dont d'autres membres étaient atteints de scarlatine.

Tresh (3) croit que les relations entre la diphtérie et la scarlatine sont probablement plus intimes qu'on ne le suppose. Il a trouvé la diphtérie non seulement à la suite de la scarlatine, mais aussi la précédant.

Barbier (4), dans une statistique qu'il donne de cas observés au pavillon de diphtérie à l'hôpital Herold pendant quatre années de 1904 à 1907, trouve que sur 839 enfants atteints de diphtérie, 23 avaient la scarlatine. Il y eut 38 cas de néphrite dont 6 avaient la scarlatine. Dans cette statistique on est frappé de la fréquence excessive de l'albuminurie chez ces scarlatines compliquées de diphtérie comparée à la moyenne ordinaire des néphrites dans la scarlatine. Il y a 6 albuminuries sur 23 scarlatines, soit 26 °/₀.

De tous ces travaux, on peut conclure que la diphtérie apparaît à n'importe quelle époque de la scarlatine, et cela avec une grande fréquence.

1. Williams. *Americ. Journ. of. medic. science*, 1893.
2. Hill. *British medic. Journal*, 19 août 1893.
3. Tresh. *British medic. Journal*, 19 août 1893.
4. Barbier. *Société médicale des hôpitaux*, 1908.

Mais dans tous ces cas l'examen bactériologique fut fait chez des malades présentant des lésions nettes de diphtérie. Or on sait que la diphtérie peut exister sans fausses membranes. « Il existe en effet des formes légères, atténuées, dans lesquelles l'examen révèle l'existence du bacille de Lœffler virulent et qui cependant se traduisent simplement par de la rougeur de la gorge. » (Sevestre et Martin) (1). Ce sont les diphtéries catharrales ou bactériologiques. Elles peuvent échapper facilement à l'observation. Les fausses membranes peuvent exister mais être dissimulées à la base de la langue derrière les amygdales ou dans les fosses nasales. On comprend d'après cela combien de diphtéries pourront passer inaperçues.

Si on recherche systématiquement le bacille, même en l'absence de signes cliniques, on s'aperçoit alors combien il est fréquent.

Josias et Tollemer en 1901-1902 à l'hôpital Trousseau examinèrent un certain nombre d'enfants paraissant indemnes de la diphtérie; ils trouvèrent que sur 483 enfants n'ayant aucune lésion, 110 avaient le bacille de Lœffler. En décembre 1901, ils en examinèrent 56 et trouvèrent 17 fois le bacille et en novembre 13 fois sur 30.

Bourges (2) examina 546 frères ou sœurs de diphtériques et trouva 157 fois le bacille de Lœffler sans signes cliniques soit plus du quart des cas.

1. Sevestre et Martin. Diphterie in Grancher et Comby, *Maladies des Enfants.*

2. Netter. *Bull. académie médecine*, janvier 1902.

Sur 231 élèves d'une école où régnait la diphtérie, 42 avaient le bacille de Lœffler dans leurs sécrétions pharyngiennes ; 66 avaient le bacille court (Netter et Bourges) (1).

Müller (2) dans le service de Heubner sur 100 enfants indemnes d'affection buccale trouve 24 fois le bacille de Lœffler ; 6 l'avaient au moment de l'entrée, chez les autres, il ne le trouve que quelques jours et même plusieurs semaines après.

Au sujet des enfants non hospitalisés, Adams (3) nous donne une statistique. Dans 51 cultures provenant de gorges cliniquement saines, on trouve 7 fois le bacille de Klebs Lœffler. Sur 28 cultures provenant d'enfants atteints de rougeole, 10 fois le bacille diphtérique se manifeste sans avoir provoqué de signes cliniques appréciables. Dans 28 gorges saines examinées à l'hôpital, il trouve le bacille 5 fois. En résumé « à peu près la proportion de 1 bacille de Lœffler dans 7 gorges saines ».

A. Delille (4) trouve le bacille de Lœffler dans 42 °/₀ des cas chez des enfants atteints de rougeole.

Voici les chiffres cités par G. Lemoine (5) à la Société médicale des hôpitaux.

1. Netter et Bourges. *Soc. méd. pub.*, 22 avril 1902.
2. Müller. *Jahrbuch f. Kinderheilk*, 1896, XLIII, p. 54.
3. Adams. Klebs-Lœffler bacillus in healty throats, *Medical Ricou*, 29 sept. 1894.
4. A Delille, *Arch. méd. inf.*, 1902.
5. G. Lemoine. *Soc. médic. des hôpitaux*, 25 fév. 1910.

Bacilles diphtériques chez sujets sains à l'occasion d'épidémies de diphtérie :

Wele, Biggs, Park et Beche. . .	50 pour 100
Lœffler et Abel	42 —
Aser.	19 —
Thure Hellotrom	19 —
Visbrook, Wison David et Adam .	21 —
Max Kober (personnellement) . .	8 —
id. (d'après divers documents)	18 —
Chatin et Lesieur	19 —
Bourcart	18 —
Schanz	50 —
Geirsewold	92 —
Netter et Bourges	50 —
Simonin et Benoît	12,7 —

Bacilles diphtériques chez sujets sains en dehors d'épidémie :

Johnassen.	50 pour 100
Müller	24 —
Stenmeyer.	7 —
Max Kober	2 1/2 —
Simonin et Benoît	3,8 —

Lemoine en faisant plusieurs ensemencements successifs trouve le bacille :

Sujets sains	29 pour 100
Rougeoleux	40 —
Malades ordinaires.	47 —

Au deuxième congrès de médecine à Bordeaux Rondot rapporta les observations de deux malades voisines d'hôpital. L'une atteinte de scarlatine pseudo-membraneuse contamina l'autre qui présenta les symptômes d'une angine *érythémateuse* scarlatineuse sans éruption cutanée. L'examen bactériologique montra cependant qu'il s'agissait de diphtérie.

La diphtérie est donc en réalité beaucoup plus fréquente qu'on ne le croit dans la scarlatine. Presque tous les examens ont porté sur des cas avec angines pseudo-membraneuses et les gorges sans exsudat furent laissées de côté. Le cas rapporté par Rondot montre cependant que dans ces angines érythémateuses le bacille de Lœffler peut exister. La fréquence avec laquelle on le retrouve dans les gorges cliniquement saines, nous fait penser que si l'on pratiquait l'examen des voies respiratoires supérieures, nez et pharynx chez tous les scarlatineux, on trouverait le bacille un grand nombre de fois. Schabad (1) a trouvé dans les gorges des scarlatineux au début de leur maladie des bacilles diphtériques peu ou pas virulents. Or, on sait que le bacille n'a pas besoin d'être virulent pour être toxique (2). Sans fausses membranes on peut avoir les complications occasionnées par la toxine diphtérique et en particulier la complication si fréquente, l'albuminurie. De plus la virulence du bacille diphtérique n'est pas un caractère bien fixe (Martin).

1. Schabad. Diphterie und diphteric Bacillus bei Scharlach. *Arch. f. Kinder*, XXXIV, 1902.
2. *Annales de l'Institut Pasteur*, 1898, p. 43.

ALBUMINURIE DIPHTÉRIQUE RESSEMBLANCES AVEC L'ALBUMINURIE DE LA SCARLATINE

Étant donné les relations entre les affections pharyngées et la néphrite scarlatineuse, la fréquence avec laquelle on retrouve le bacille de Lœffler dans la gorge, examinons les effets de ce microbe ou plutôt de sa toxine sur le rein ; et voyons s'il n'existe pas de ressemblance entre l'albuminurie de la diphtérie et celle de la scarlatine.

L'albuminurie est très fréquente dans la diphtérie, Sanné l'a rencontrée 224 fois sur 410 cas. G. Sec la trouve dans 50 °/₀ des cas ; Empis et Bouchut dans 55 °/₀ ; Martin et Chaillon 55,8 °/₀ ; Cadet de Gassicourt 74 °/₀ ; Sevestre de 40 à 70 °/₀. Eberth la considère comme existant dans les 2/3 des cas, Renaut les 3/4 et Barbier 78 °/₀. Maugin, Bergeron et Sanderson la trouve dans la majorité des cas et pour Gubler elle est la règle. Josias et Tollemer trouvèrent 95 fois l'albuminurie légère et 18 fois l'albuminurie grave sur 580 cas. Elle est moins fréquente depuis la sérothérapie.

Sa date d'apparition est très variable, elle peut être précoce, tardive ou terminale.

Sa quantité varie de quelques centigrammes à plusieurs grammes ; étant à peu près dans la même proportion que dans la néphrite scarlatineuse, elle est de même rétractile. Sa durée est extrêmement variable, caractère qui la fait encore ressembler à celle de la scarlatine. Quelquefois elle est très fugace, mais dure ordinairement une, deux, trois semaines et même plus. Elle peut aussi passer comme celle de la scarlatine à l'état chronique (Lecorché et Talamon). Elle peut même devenir intermittente (Gillet) ressemblant encore en cela à certaines formes rencontrées dans la scarlatine.

Quant à l'hématurie, voici ce qu'en disent Lecorché et Talamon (1) : « On a voulu faire de l'albuminurie « hémorragique un phénomène spécial à la scarlatine. « C'est une erreur, l'albuminurie avec hématurie peut « se rencontrer dans toutes les maladies aiguës. Nous « l'avons observée plusieurs fois dans la diphtérie. »

La peptonurie qui avait été signalée comme associée à l'albuminurie dans la diphtérie (Gehrardt) (2) fut aussi observée dans la scarlatine (Obermuller) (3).

L'albuminurie se montre aussi bien dans les cas graves que dans les cas légers de diphtérie. La principale différence observée entre l'albuminurie scarlatineuse et la diphtérique c'est l'anasarque. On la trouve cependant

1. Lecorché et Talamon. *De l'albuminurie*, p. 218.
2. Gehrardt. *Zumssen's Arch.*, 1868.
3. Obermuller. *Th. Wurtzbourg*, 1873.

quelquefois dans la diphtérie. Elle serait moins fréquente dans cette maladie parce qu'un seul rein est touché. Mais que se passe-t-il dans la scarlatine ? Ne voit-on pas combien le rein est le point faible de l'organisme dans cette maladie ? L'albuminurie précoce en est bien la preuve. Il n'y a rien d'étonnant à ce que les deux reins soient lésés à la moindre infection. Rien ne s'oppose donc à ce que ce soit la même toxine, qui dans la diphtérie et dans la scarlatine crée une albuminurie à caractères aussi ressemblants.

SÉROTHÉRAPIE ET ALBUMINURIE DIPHTÉRIQUE

Avant d'exposer l'étude de nos malades et la méthode suivie chez eux, nous devons examiner les effets du sérum antidiphtérique. C'est l'action antitoxique et immunisante bien connue de ce sérum qui sert de base à nos observations.

Les effets du sérum ont été contestés et en particulier ses effets sur l'albuminurie. L'opinion de quelques auteurs, lui attribuant une action néfaste sur le rein, est maintenant démontrée fausse par la pratique courante. Depuis de nombreuses années que la sérothérapie est appliquée, et même dans les cas où on injecte de fortes doses de sérum, aucun accident rénal n'est observé.

Bien au contraire, le sérum empêche souvent l'apparition de l'albuminurie. Celle-ci est due en effet à l'action de la toxine diphtérique sur le rein et le sérum luttant efficacement contre cette toxine les lésions ne pourront pas se produire. Le sérum antidiphtérique est un excellent agent prophylactique contre l'albuminurie. Il sera encore plus efficace s'il est employé préventivement car il n'aura plus à lutter contre la toxine, mais empêchera celle-ci de se former. La propriété immunisante du sérum en injections préventives est aujourd'hui un fait acquis, et la Société de Pédiatrie affirma en 1901 que : « les injections préventives de sérum antidiphtérique ne « présentent aucun danger sérieux et confèrent l'immu- « nité dans la plupart des cas pendant quelques semai- « nes. En recommande l'emploi dans les agglomérations « d'enfants et les familles. » Cette durée d'immunité peut être très variable et chez certains enfants être très courte. Ceci explique les cas de diphtérie survenant au bout de quelques jours, malgré une injection préventive. Mais, en général, l'immunité est suffisante pour permettre à l'enfant d'échapper à la contagion.

Les injections de sérum faites non plus préventivement, mais au cours de la maladie, peuvent aussi empêcher l'apparition de l'albuminurie. Si la toxine l'emporte dans la lutte : elle pourra produire la néphrite, mais par de nouvelles doses de sérum on pourra reprendre l'avantage et obtenir la rétrocession des lésions.

Martin (1) nous dit : « Pour l'albuminurie précoce, « symptomatique d'une lésion toxique assez avancée, il « n'y a pas de doute le sérum l'atténue et si l'on inter- « vient assez tôt, le sérum l'évite. Quand elle existe il « faut augmenter les doses de sérum et le renouveler. « En résumé le sérum par son action antitoxique dimi- « nue le nombre des albuminuries. »

1. Martin. *Sérothérapie.* Bibliothèque de thérapeutique, Gilbert et Carnot, 1910, p. 183.

D'après Roux, Martin et Chaillon (1) il est certain que le sérum empêche l'action de la toxine sur les reins et diminue considérablement l'albuminurie. Ils avaient trouvé 66 °/. d'albuminuries avant la sérothérapie et sur 120 enfants traités par le sérum 54 n'ont pas eu d'albumine, 12 ont été albuminuriques un seul jour, 54 avaient les urines albumineuses soit 55 °/..

Joubert (2) dans les cas de diphtérie observés aux Enfants-Malades trouve que l'albuminurie est moins fréquente depuis l'emploi du sérum. La présence d'une forte albuminurie dès le début n'a plus, grâce à la sérothérapie, la même valeur pronostique fâcheuse, au bout de quelques jours on voit l'albuminurie disparaître. Dans beaucoup de cas le sérum paraît avoir une véritable action curative sur l'albuminurie diphtérique.

Delearde (3) par l'emploi d'injections massives de sérum antidiphtérique, voit l'albuminurie disparaître rapidement. Ces injections massives ne font pas non plus apparaître l'albuminurie lorsque celle-ci n'existe pas.

D'après Siegert (4) l'albnminurie des diphtériques est ordinairement influencée dans un sens favorable par les injections de sérum.

Villa (5) appliquant la sérothérapie pour combattre

1. Roux, Martin et Chaillon. *Annales de l'Institut Pasteur*, 1894.

2. Joubert. Thèse, Paris, 1899.

3. Delearde. *Province médicale*, n° 40, 1907.

4. Siegert. *Virchow's Arch.*, 1896, vol. CXLVI, p. 331.

5. Villa. La sérothérapie dans les lésions diphtériques du rein. *Rev. de Clinica Pediatra*, mars 1908.

l'albuminurie diphtérique, rapporte 10 cas de guérison évidente à la suite d'injections répétées de sérum dans des albuminuries graves.

Le professeur Hutinel (1) recommande les injections de sérum de Roux dans les néphrites diphtériques.

Le sérum a une propriété bien spécifique contre les seules lésions diphtériques et les effets en seraient incompréhensibles si l'on admettait que les lésions guéries par lui provenaient d'une autre cause que la toxine diphtérique.

C'est sur cette notion que nous nous sommes appuyés pour l'étude de nos malades. Nous pensons que si le sérum produit ses effets, c'est qu'il aura bien eu à lutter contre l'agent sur lequel il a une action efficace : la diphtérie. Nous disons qu'il n'y a pas d'effet de sérum antidiphtérique sans diphtérie.

1. Hutinel. *Journal des Praticiens*, 25 décembre 1909.

SCARLATINE ET SÉROTHÉRAPIE

Nous connaissons les relations qui existent entre la néphrite et les affections pharyngées dans la scarlatine; nous savons aussi que le bacille diphtérique est très fréquent dans le pharynx des scarlatineux. Ce microbe est celui qui dans ses manifestations s'accompagne le plus souvent d'albuminurie, à tel point que celle-ci a été considérée comme ayant une valeur séméiologique importante dans la diphtérie. Ces diverses notions nous font penser que l'albuminurie dans la scarlatine pourrait avoir comme origine la diphtérie.

Pour le savoir nous avons un moyen simple et très efficace : le sérum antidiphtérique. Si celui-ci guérit ou empêche l'albuminurie il n'y a pas de doute c'est qu'elle est diphtérique.

Dans le cas où l'albuminurie proviendrait soit du streptocoque ou de toute autre cause, le sérum antidiphtérique ne pourrait avoir aucun effet sur elle.

L'expérimentation sera donc très simple. On prendra un certain nombre de malades auxquels on appliquera la méthode préventive, c'est-à-dire les injections de sérum antidiphtérique. D'autres malades en nombre à peu près égal serviront de témoins ne recevant aucune injection de sérum.

Les malades que nous avons étudiés ont été divisés en deux séries. Cette division n'a pas été faite d'après la gravité de la maladie, ni l'âge ou le sexe des enfants, mais pour ainsi dire au hasard, d'après les places vacantes dans les salles affectées aux séries.

Les petits malades sont séparés les uns des autres dans des box vitrés ouverts en haut et fermés par une porte.

La moitié des box est réservée à une série et l'autre moitié à la deuxième série.

Les enfants des deux séries reçoivent les mêmes soins hygiéniques et sont tous soumis au même régime alimentaire.

Dans la série que nous appellerons **série avec sérum** chaque enfant reçoit à son entrée à l'hôpital une injection de sérum antidiphtérique de Roux. Cette injection est faite selon la technique classique sous la peau de l'abdomen et la dose habituelle est de 20 centimètres cubes. Cette dose est élevée à 40, 60 centimètres cubes quelquefois plus lorsque l'enfant présente une forte angine pseudo-membraneuse ou quelques phénomènes laryngés.

Dans l'autre série, **série sans sérum** ou **série témoin** les enfants ont les mêmes soins hygiéniques, même régime mais ne reçoivent aucune injection de sérum.

Les cas observés sont ceux compris entre mai 1909 et mai 1910. Nous avons eu en tout 248 malades de scarlatine.

La série avec sérum comprend 128 cas.

L'albuminurie tardive fut observée 2 fois soit dans la proportion de 1,64 °/₀.

Ces 2 cas sont relatés aux observations IV, V.

Il y eut 2 albuminuries précoces et fugaces et à 8 fois des traces légères d'albumine disparaissant rapidement.

La série sans sérum comprend 120 cas.

L'albuminurie tardive fut observée 11 fois soit 9,16 °/₀ c'est-à-dire 5 fois 1/2 plus que dans la série avec sérum.

Il y eut 3 albuminuries précoces et 10 fois des traces d'albumine fugaces.

Dans les 11 albuminuries tardives de la série sans sérum plusieurs ont été après leur apparition traitées avec succès par des injections répétées de sérum à la dose de 10 centimètres cubes chaque fois (Observations XVIII, XX, XXI, XXII, XXIII).

OBSERVATION IV

Scarlatine; angine pseudo-membraneuse. Sérum. Albuminurie tardive.

L... Marcelle, âgée de 5 ans, entre le 24 mai 1909, à l'hôpital Herold, salle Rilliet, n° 12.

L'enfant a des malaises, de la céphalée, quelques troubles digestifs, pas d'éruption. Pas d'albuminurie. T. S. 38°,5, on injecte 20 centimètres cubes de sérum de Roux.

Le 28 mai. — T.: M. 37; S. 37°,1, la température est devenue normale. Pas d'albuminurie.

Le 1er juin. — Huitième jour de l'entrée. T. : M. 37°,4 ; S. 40°. La température remonte brusquement et une éruption de scarlatine apparaît. Langue framboisée. Pas d'albuminurie. On fait passer l'enfant au pavillon de la scarlatine.

Le 5. — T. : M. 38°,2 ; S. 39°,6. Pas d'albuminurie.

Le 7. — T. : M. 38°,5 ; S. 39°. Pas d'albuminurie.

Le 9. — T. : M. 38°,3 ; S. 39°,8. Nouvelle ascension de la température. La gorge est rouge, tuméfiée et couverte de *fausses membranes*. Il y a du jetage par le nez. *L'albumine* apparaît en petite quantité. On injecte 20 centimètres cubes de sérum de Roux et 5 centimètres cubes d'électrargol.

Le 11. — T. : M. 39°,2 ; S. 39°,9. La gorge est rouge avec encore des fausses membranes. *Albuminurie.*

Le 14. — T. : M. 38°,3 ; S. 38°,5. L'angine persiste. *Albuminurie.*

Le 16. — T. : M. 38°,2 ; S. 38°,5. *Albuminurie.* On injecte 30 centimètres cubes de sérum de Roux.

Le 17. — T. : M. 38° ; S. 38°,6. *L'albumine a disparu.*

Le 19. — T. : M. 37°,7 ; S. 38°,6. Pas d'albumine.

Le 23. — T. : M. 37°,9 ; S. 40°. Brusque ascension de température : l'enfant reste cachectique. Otite. Pas d'albumine.

Le 24. — T. : M. 37°,8 ; S. 37°,9. Otite. Pas d'albumine. On envoie l'enfant dans le service de chirurgie à l'hôpital Saint-Louis.

OBSERVATION V

Scarlatine. Sérum. Légère albuminurie au huitième jour.

G... René, âgé de 6 ans 1/2 entre salle Barthez, n° 8, le 22 février 1910. A eu chez lui des vomissements ; il a de la céphalée. Pas d'éruption. Les selles sont normales. Rien au cœur ni aux poumons. Pas de symptômes méningés. T. 37°,6. On fait 10 centimètres cubes de sérum de Roux.

Le 23. — T. : M. 38° ; S. 37°,5. On donne alimentation 1 vomissement, pas de diarrhée ni de constipation.

Le 27 février. — Cinquième jour de l'entrée. T : M. 37°,8 ; S. 39°,1. Une éruption nette de scarlatine apparaît. La langue est blanche au milieu et rouge sur les bords. Pas d'albuminurie. On fait passer l'enfant au pavillon de la scarlatine.

Le 3 mars. — Langue presque dépouillée de son enduit blanc. Pas d'albumine.

Le 4. — Langue framboisée, pas d'albumine.

Le 7. — Langue vernissée. *Traces d'albumine.* On est au huitième jour de l'éruption.

Le 10. — On injecte 10 centimètres cubes de sérum antidiphtérique.

Le 11. — Traces d'albumine.

Le 14. — Traces d'albumine. Nouvelle injection de 10 centimètres cubes de sérum.

Le 16. — *Plus d'albumine.*

Sort guéri le 25 n'ayant plus eu d'albumine.

OBSERVATION VI

Scarlatine. Angine à fausses membranes. Récidive de scarlatine avec rougeole et albumine précoce. Sérum.

R... Roger, âgé de 2 ans 1/2, entre le 25 juin 1909 salle Barthez, n° 13. Présente un rash scarlatiniforme. T. : M. 38°,9 ; S. 37°,9. On injecte 20 centimètres cubes de sérum.

Le 29 juin. — Quatrième jour de l'entrée. T. : M. 37°,7 ;

S. 39°,2. Élévation de température. Apparaît une éruption nette de scarlatine avec langue blanche au milieu et rouge sur les bords. Gorge rouge avec fausses membranes. Léger tirage. La toux et la voix sont rauques. Jetage par le nez. On fait 20 centimètres cubes de sérum de Roux.

Le 1er juillet. — T.: M. 37°,8 ; S. 37°,4. La fièvre baisse. L'angine va mieux. Pas d'albuminurie.

Le 3. — T. : M. 37° ; S. 37°.3. La langue se refait. Pas d'albuminurie.

Le 6. — T. : M. 37°,2 ; S. 37°,4. Pas d'albuminurie.

Le 9. — T. : M. 36°,9 ; S. 37°. La scarlatine est terminée, la langue est refaite. Pas d'albuminurie.

Le 10. — T.: M. 37°,1 ; S. 38°,5. La température s'élève. On assiste à une récidive de la scarlatine. La langue devient blanche au milieu et rouge vif sur les bords. Nouvelle éruption très nette de scarlatine. De plus éruption de rougeole sur la face avec cathare oculo-nasal. *Légère albuminurie.*

Le 11. — T. : M. 39° ; S. 39°,5. Légère albuminurie.

Le 12. — T. : M. 38°,8 ; S. 39°,5. La langue se dépouille de son enduit blanc. Albuminurie.

Le 15. — T. : M. 38°,6 ; S. 38°,7. Langue framboisée. Légère albuminurie.

Le 17. — T. : M. 37°,9 ; S. 38. La scarlatine est finie et en même temps *l'albuminurie disparaît.*

L'enfant sort le 30 n'ayant plus eu d'albumine.

OBSERVATION VIII

Scarlatine. Angine à fausses membranes. Albuminurie précoce à l'entrée. Sérum.

W... Georges, âgé de 3 ans, entre le 12 mai 1909 à l'hôpital Herold. Éruption de scarlatine. Fausses membranes dans la gorge ; la toux est rauque. Gros ganglions sous-maxillaires. Pas de jetage. *Albuminurie.* On injecte 20 centimètres cubes de sérum de Roux. Enveloppements du cou, lavages de gorge. T. : M. 38°,1 ; S. 39°.

Le 15 mai. — T. : M. 38°,4 : S. 39°. Même état. Albuminurie.

Le 17. — T. : M. 38° ; S. 39°,1. Les ganglions disparaissent, la gorge se déterge : albuminurie.

Le 19. — T. : M. 37°,6 ; S. 38°. Amélioration. L'albuminurie diminue.

Le 22. — T. : M. 37°,9 ; S. 38°,1. Encore un peu d'albuminurie.

Le 26. — T. : M. 37°,8 ; S. 38°,3. *Plus d'albuminurie.*

Part le 10 juin pour Brévannes n'ayant plus eu d'albumine.

OBSERVATION VIII (1)

Scarlatine. Angine à fausses membranes. Albuminurie à l'entrée. Sérum.

D... Armandine, âgée de 11 ans, entre le 26 avril salle Bouillaud en pleine éruption de scarlatine. Langue blanche, rouge sur les bords. Forte angine pseudo-membraneuse. *Albuminurie.*

1. Dans cette observation comme dans la précédente l'albuminurie existait avant l'injection du sérum.

T. 40°,1. On injecte 40 centimètres cubes de sérum de Roux.

Le 27. — T.: M. 38°,6; S 39°,3. Angine encore intense. Albuminurie. Nouvelle injection de 20 centimètres cubes de sérum.

Le 28. — T. : M. 38°,2 ; S. 39°4. La langue se dépouille.

Le 29. — T. : M. 39° ; S. 38°,2. Albuminurie.

Le 30. — T.: M. 37°,6 ; S. 37°,4.

Le 1er. — T. : M. 37°,2 ; S. 37°,1.

Le 2. — T.: M. 37° ; S. 37°1. Langue framboise. Traces d'albumine.

Le 5. — T. : M. 37°1 ; S. 37°2. *Pas d'albumine.*

Sort le 23 mai guérie.

OBSERVATION IX

Scarlatine. Traces d'albumine à l'entrée. Sérum.

C... Gabriel, âgé de 11 ans, entre le 3 avril 1910 à l'hôpital Herold, salle Bouillaud, n° 3. Présente une éruption nette de scarlatine ; langue scarlatineuse. Légère albuminurie, T. 38°,4 ; 38°,7. On fait une injection de 20 centimètres cubes de sérum.

Le 8. — Traces d'albumine.

Le 11. — Plus d'albumine.

Le 19. — Traces d'albumine qui disparaissent vite.

Sort guéri le 25 avril.

OBSERVATION X

Scarlatine. Traces d'albumine à l'entrée. Sérum.

P... Marcelle, âgée de 10 ans, entre le 3 avril même jour que le malade de l'observation précédente et dans le lit voisin.

Présente une éruption et langue de scarlatine. *Traces d'albu-*

mine dans les urines. T. 38°,3 ; 38°,4. On fait une injection de 20 centimètres cubes de sérum de Roux.

Le 8. — La scarlatine a évolué ; langue framboise. Traces d'albumine.

Le 11. — Plus d'albumine.

Sort guéri le 25 ayant passé par les mêmes phases que son voisin de lit.

OBSERVATION XI

Scarlatine. Rougeole. Albuminurie tardive. Série sans sérum.

H... Pauline, âgée de 6 ans, entre le 12 novembre 1909. Salle Bouillaud, n° 12. Malade depuis trois jours. Éruption de scarlatine à l'entrée ; langue vernissée.

Pas d'albumine dans les urines. T. : M. 38°,2 ; S. 38°. *Pas de sérum.*

Le 13. — T. : M. 37°,8 ; S. 38°,5. Pas d'albuminurie.

Le 16. — T. : M. 37°,9 ; S. 39°,2. Une nouvelle éruption de scarlatine apparaît. Pas d'albuminurie.

Le 20. — 37°,8 ; 39°,8. Pas d'albuminurie. Langue vernie.

Le 24. — 38°,2 ; 38°,5. La langue commence à se refaire.

Le 25. — 37°,8 ; 38°,5. Otite gauche.

Le 26. — 37°,8 ; 38°. Rhumatisme aux deux mains ; tuméfaction des doigts. Pas d'albuminurie.

Le 29. — 37°,4 ; 37°,6. Pas d'albuminurie.

Le 1er décembre. — 37°,3 ; 37°,6. Otite à gauche et à droite.

Le 2. — 37°,3 ; 37°,1. *L'albumine apparaît* dans les urines.

Le 4. — 37°,2 ; 37°,3. Albuminurie.

Le 6. — 37°,4 ; 37°,2. Albuminurie.

Le 9. — 37°,1 ; 37°,3. Albuminurie.

Le 17. — 37°,2 ; 37°,4. *Plus d'albuminurie.* L'enfant se lève.

Le 22. — 37°,1 ; 39°,5. Ascension de la température.

Le 24. — 37°2 ; 39°,5. On donne un bain.

Le 25. — 38° ; 39°. Éruption de rougeole qui apparaît. On constate de nouveau l'albumine dans les urines.

Puis la forme tombe, la rougeole guérit et l'enfant sort sans albuminurie le 6 janvier 1910.

OBSERVATION XII

Scarlatine. Albuminurie du déclin. Série sans sérum.

M... Albert, âgé de 7 ans, entre le 2 février 1910 salle Bouillaud, n° 15. Éruption de scarlatine ; langue blanche avec bords rouges. Pas d'albuminurie. T. 39°,5 ; 38°,7. *Pas de sérum.*

Le 9 février. — T. 37°,3 37°,2. ; Langue framboisée, douleurs rhumatismales.

Le 11. — Pas d'albumine dans les urines.

Le 14. — *L'albumine apparaît.*

Le 18. — Albuminurie.

Le 21. — Albuminurie.

Le 25. — Albuminurie. L'enfant est emmené par ses parents.

OBSERVATION XIII

Scarlatine. Angine avec adénopathie. Albuminurie tardive. Série sans sérum.

G... André, âgé de 6 ans 1/2, entre le 21 août 1909 à l'hôpital Herold, salle Bouillaud, n° 11.

Légère éruption de scarlatine ; langue rouge, dépouillée. Pas *d'albuminurie.* Pas de sérum. T. 38°,1.

Le 25 août. — T. 37°,3 ; 37°,2. La langue se refait, l'aspect framboisé disparaît.

Le 28. — T. 37°,6 ; 39°,7. La température s'élève ; le lendemain on constate une angine avec adénopathie assez volumineuse. La langue est blanche au centre, rouge sur les bords, avec papilles saillantes. Pas d'albuminurie.

Le 31. — 38°,6 ; 39°,1. La gorge et la langue ont le même aspect.

Le 1er septembre. — 38°,3 ; 39°. Douleurs rhumatismales à la main droite et au pied droit. Pas d'albuminurie.

Le 4. — 37°,1 ; 37°,3. La langue est framboisée, pas d'albuminurie.

Le 6. — 37°,4 ; 37°,6. La langue est toujours framboisée. *L'albumine apparaît.* Quinzième jour de la scarlatine.

Le 9. — 37°,1 ; 37°,2. La langue commence à se refaire. *Albuminurie.*

Le 12. — 37° ; 37°,1. — La langue est refaite. *Albuminurie.*

Le 14. — 37°,1 ; 37°,5. *L'albumine disparaît.*

L'enfant sort le 23 sans albuminurie.

OBSERVATION XIV

Scarlatine. Albuminurie tardive. Série sans sérum.

B... Victorine, âgée de 11 ans 1/2, entre le 30 août 1909 à l'hôpital Herold. Malade depuis quelques jours. Fin de l'éruption scarlatineuse à l'entrée ; langue avec bords rouges. T. 38°,5. Pas d'albumine. Pas de sérum.

Le 1er septembre. — T. 38°,3 ; 38°,4. Légères douleurs articulaires aux deux mains. Pas d'albuminurie.

Le 3. — 37°,3; 37°,9. La langue se dépouille; les douleurs articulaires cessent.

Le 5. — 37°; 38°,5. La langue est framboisée, blanche en arrière; des *traces d'albumine apparaissent.*

Le 6. — 37°,6 ; 38°. Diarrhée.

Le 7. — 37°,7 ; 37°,4. Langue frambroise. Albuminurie.

Le 9. — 37°,3 ; 37°,1. La langue se refait. Albuminurie.

Le 14. — 37°,1 ; 37°,3. Langue finie. *Albuminurie disparaît.*

Sort sans albuminurie le 24 septembre.

OBSERVATION XV

Scarlatine. Albuminurie tardive. Série sans sérum.

M... Jeanne, âgée de 6 ans 1/2, entre le 2 août 1909 à l'hôpital Herold.

Éruption de scarlatine à l'entrée, langue blanche avec bords rouges. *Pas d'albuminurie.* T. 39°,1 ; 37°,9. *Pas de sérum.*

Le 7. — 37°,5 ; 37°,6. Pas d'albuminurie.

Le 10. — 37°,8 ; 38°,6. Otite double. Pas d'albuminurie.

Le 16. — 37°,1 ; 37°,3. Langue stationnaire. Pas d'albuminurie.

Le 20. — 36°,8 ; 37°,2. Langue finie. Pas d'albuminurie.

Le 23. — 37°,8 ; 37°4. *L'albuminurie apparaît.*

Le 26. — 37°,1 ; 37°,2. Albuminurie assez abondante.

Le 28. — 37°.3 ; 37°,2. *Pas d'albumine.* L'enfant part pour Brévannes.

OBSERVATION XVI

Scarlatine. Albuminurie au vingtième jour. Série sans sérum.

R... Jean, âgé de 4 ans, entre le 31 décembre 1909, salle Bouillaud. Malade depuis quatre jours. Forte éruption de scarlatine à l'entrée. T. 38°,2. Pas de sérum.

Le 3 janvier. — Traces d'albumine qui disparaissent le 6.

Le 10. — Quintes de coqueluche.

Le 20. — *Albuminurie.*

Le 24. — Albuminurie.

Le 27. — Albuminurie.

Le 28. — *Plus d'albuminurie.* Part pour Brévannes le 11 février sans albumine.

OBSERVATION XVII

Scarlatine. Albuminurie précoce. Pas de sérum.

S... Fanny, âgée de 13 ans, entre le 23 juillet 1909, salle Bouillaud, n° 11, entre en même temps que sa sœur (observation suivante XVIII). Pleine éruption de scarlatine ; langue blanche et rouge sur les bords. Gorge rouge. *Albuminurie.* Pas de sérum. T. : M. 39°,9 ; S. 40°.

Le 25. — T. 39°,6 ; 40°. La langue se dépouille. Albuminurie assez forte.

Le 26. — T. 39° ; 38°,5. La température baisse. Langue framboisée. Albuminurie.

Le 27. — T. 37°,8 ; 37°,5. *Plus d'albumine.*

Sort le 7 août n'ayant plus eu d'albuminurie.

OBSERVATION XVIII

Scarlatine. Albuminurie et angine pseudo-membraneuse traitées par le sérum.

S... Céline, âgée de 14 ans 1/2, sœur de la précédente, entre le 23 juillet, salle Bouillaud, n° 3. A eu chez elle une éruption de scarlatine qui a débuté il y a huit jours. La langue se dépouille. *Angine à fausses membranes.* Rhumatisme au bras droit et à la jambe gauche. *Albuminurie.* On injecte *40 centimètres cubes de sérum de Roux.*

Le 24. — 37°,9 ; 38°9. Albuminurie.

Le 25. — 38°,3 ; 39°,4. Langue framboisée. Douleurs articulaires. Un peu d'albuminurie.

Le 27. — 39 ; 39°6. Douleurs dans les membres. Langue refaite. *Plus d'albumine.*

Sort le 7 août sans albuminurie.

OBSERVATION XIX

Scarlatine : Albuminurie fugace. Pas de sérum.

D... Marguerite, âgée de 5 ans, entre salle Bouillaud, lit n° 9. Malade depuis six jours. Éruption finie. Angine érythémateuse. T. 38°,9 ; 38°,9. Pas de sérum.

Le 9 mai. — 38°,2 ; 38°,1. Langue dépouillée. *Albuminurie.*

Le 10. — 37°,6 ; 37°,8. *Plus d'albumine.*

Le 12. — 37°,5 ; 37°,6. Langue refaite.

Sort le 19 mai guérie sans albuminurie.

OBSERVATION XX

Scarlatine. Angine pseudo-membraneuse. Albuminurie tardive traitée par sérum. Série sans sérum.

F... Eugène, âgé de 7 ans 1/2, entre le 11 novembre 1909, salle Bouillaud, n° 18. A eu chez lui une éruption de scarlatine. Langue scarlatineuse. *Angine à fausses membranes.* T. 40°,2. Pas de sérum.

Le 12 novembre. — 40° ; 39°,8. Angine persistante.

Le 13. — 40° ; 40°,4. Fausses membranes dans la gorge. *Albuminurie.* On injecte *60 centimètres cubes de sérum de Roux.*

Le 14. — 40°,1 ; 40°. L'angine va mieux. L'angine diminue.

Le 15. — 39°,8 ; 37°. La fièvre tombe brusquement. Traces d'albumine.

Le 17. — 36°,9 ; 37°,2. *Pas d'albumine.*

Le 19. — 37°,2 ; 37°,4. *Traces d'albumine.*

Le 20. — 36°,8 ; 37°,5. *Pas d'albumine,* alimentation.

Le 21. — 37°,3 ; 37°,4. Pas d'albumine.

Le 26. — 37°,2 ; 37°,4. Langue refaite, légèrement saburrale. *Paralysie du voile du palais.* Pas d'albuminurie.

Le 29. — Pas d'albuminurie.

Le 2 décembre. — Traces d'albumine qui disparaissent le 6. Sort le 10 sans albuminurie.

OBSERVATION XXI

Scarlatine et diphtérie. Albuminurie tardive traitée par sérum. Série sans sérum.

D... Marie, âgée de 10 ans 1/2, entre le 17 janvier 1910, salle Bouillaud, lit n° 10. Malade depuis huit jours. Éruption de scarlatine; langue blanche avec bords rouges. Pas de sérum. T. 38°,2.

Le 21 janvier on constate des traces d'albumine qui disparaissent le 23.

Le 27. — T. 38°,5 ; 39°,6. La température s'élève. *Forte angine pseudo-membraneuse. L'examen bactériologique fait ce jour au laboratoire central de l'hôpital montre la présence de bacilles de Klebs Lœffler moyens. Albuminurie abondante.* On injecte 40 centimètres cubes de sérum de Roux.

Le 28. — T. 39° ; 39°,6. L'angine reste stationnaire. Albuminurie.

Le 29. — 38°,8 ; 39°,7. On injecte de nouveau 20 centimètres cubes de sérum de Roux.

Le 30. — 37°,8 ; 38°,3. *1 gramme d'albumine.*

Le 1er février. — 37°,8 ; 38°,3. *0 gr. 75 d'albumine.*

Le 2. — 38°,8 ; 40°,4. L'angine ne s'améliore guère et l'exsudat paraît plus abondant. On fait prendre des bains.

Le 4. — 38° ; 37°,9. Plus que des *traces d'albumine.*

Le 7. — 36°,9 ; 37°,3. *L'albuminurie a disparu.*

La malade part guérie, sans albuminurie, le 25 février, à Brévannes.

OBSERVATION XXII

Scarlatine. Albuminurie tardive guérie par sérum.
Série sans sérum.

P... Adeline, âgée de 5 ans, entre le 11 juin 1909, salle Potain, n° 7, à la fin de sa scarlatine, éruption passée et langue refaite. Elle a eu une crise d'urémie respiratoire. Bruit de galop. Présente de l'hématurie. 4 *grammes d'albumine* dans ses urines. T. 37°,8 ; 38°,4.

On injecte 30 *centimètres cubes de sérum de Roux*. On met des ventouses scarifiées.

Le 14. — 37°,1 ; 37°,6. *Albumine 2 grammes.*

Le 16. — 37°,2; 37°,5. *Albumine 1 gr. 50.*

Le 18. — 37°; 37°,5. *Albumine 0 gr. 50.*

Le 21. — 37°,2 ; 37°,4. *Albumine 0 gr. 25.*

Le 24. — 37°,2 ; 37°,8. *Traces d'albumine.*

Le 26. — 38°; 39°. Éruption de rougeole. *Pas d'albumine.*

On ne trouve plus d'albumine et l'enfant sort le 13 juillet.

OBSERVATION XXIII

Scarlatine. Albuminurie tardive guérie par sérum.
Série sans sérum.

G... Louis, âgé de 8 ans, entre le 4 mars 1910, salle Bouillaud. Il a la langue recouverte d'un enduit blanchâtre avec les bords rouges. Pas d'éruption. T. 38°; 38°,6. Pas de sérum.

Le 7 mars. — T. 39°,2 ; 40°,3. Apparaît une éruption très nette de scarlatine.

Le 10. — 38°,4 ; 39°,2. L'éruption persiste, la langue n'a pas changé d'aspect, on donne deux bains. Pas d'albuminurie.

Le 14. — 37°,6 ; 38°. La langue se dépouille de son enduit blanc. Pas d'albuminurie.

Le 16. — 37°,4 ; 37°,7. Langue dépapillée.

Le 21. — 38° ; 39°,1.

Le 22. — 38°,6 ; 39°,4. Otite droite. Pas d'albuminurie.

Le 27. — 37°,9 ; 38°,4. Diarrhée.

Le 28. — 37°,4 ; 39°,2. Vomissements et somnolence ; diarrhée. Pas d'albuminurie.

Le 4 avril. — 38°,6 ; 38°,8. Toujours diarrhée, 1 vomissement. Pas d'albuminurie.

Le 8. — 38° ; 39°,2. *L'albumine apparaît en grande quantité* dans les urines en même temps que la température s'élève.

Le 10. — 37°,6 ; 38°,6. *Albumine 7 grammes.* Diarrhée verdâtre, on injecte 10 *centimètres cubes de sérum de Roux.*

Le 11. — 37°,4 ; 38°,9. Même quantité d'albumine.

Le 12. — 37°,8 ; 38°,2. *Albumine* 6 *grammes.*

Le 14. — 37°,8 ; 38°,3. Albumine 4 grammes, selles vertes, 10 *centimètres cubes de sérum.*

Le 15. — 37°,7 ; 37°8. Albumine 3 grammes.

Le 16. — 37°,6 ; 37°,8. — 1 gr. 50.

Le 17. — 37°,4 ; 37°,6. — 2 grammes.

Le 18. — 37°,2 ; 37°,4. — 1 gramme, 10 *centimètres cubes de sérum.*

Le 19. — 37°,2 ; 37°,8. Albumine 0 gr. 75.

Le 20. — 37° ; 37°,4. — 0 gr. 60.

Le 21. — 37°,2 ; 37°,8. — 0 gr. 50.

Le 23. — 37°,5 ; 38°,1. — 0 gr. 30, 10 *centimètres cubes de sérum.*

Le 24. — 37°,4 ; 38°,2. Albumine 0 gr. 15.

Le 25. — 37°,4 : 37°,9. — Traces.

Le 28. — 37°,6 ; 37°.8. — Traces.

Le 1er mai. — 37°,2 ; 37°,9. *Plus d'albumine.*

Sort le 6 mai guéri, sans albumine.

Nous voyons donc que le sérum antidiphtérique empêche bien l'albuminurie de se produire. On constate chez les malades ayant reçu du sérum près de six fois moins d'albuminurie que chez les malades sans sérum.

Chez la plupart des malades ayant eu de l'albumine dans les urines, on peut retrouver une forte angine pseudo-membraneuse. Cette angine s'observe chez tous les sujets ayant eu du sérum et présentant de l'albuminurie. Il semble que le sérum n'ait pas eu une action préventive assez énergique ou assez durable pour enrayer l'apparition de la diphtérie et l'effet de sa toxine sur le rein.

Dans l'observation XXIII on constate les effets bienfaisants du sérum sur l'albuminurie. Dans ce cas une albuminurie abondante de 7 grammes est apparue au bout d'un mois. Elle a été modifiée d'une façon rapide et continue par des injections répétées de sérum de Roux. On pratiqua ainsi 4 injections de 10 centimètres cubes. La guérison totale de cette albuminurie a pu être ainsi obtenue en vingt jours.

La seule fois où l'examen bactériologique fut pratiqué on trouva le bacille de Lœffler. Dans cette association évidente de la scarlatine et de la diphtérie on observa une albuminurie abondante. C'est une nouvelle preuve des rapports qui existent entre cette complication et la diphtérie. Le sérum eut du reste une action efficace contre cette albuminurie, qui sous son influence diminua et disparut en peu de jours (Obs. XXI).

Dans l'observation XX la diphtérie a posé, peut-on dire, sa signature. On observa en effet chez ce malade la paralysie du voile du palais.

Dans la série sans sérum ou série témoin on voit les malades payer un tribut beaucoup plus lourd à l'albuminurie. Celle-ci ne pourrait nullement être imputée à la gravité de la scarlatine ou aux conditions hygiéniques car les malades des deux séries étaient dans des conditions absoluments identiques : même salle, même régime et faisant, pour ainsi dire, partie des mêmes épidémies.

Les résultats obtenus par cette étude de l'action du sérum sont donc vraiment concluants. En leur présence nous nous croyons autorisé à conclure que **l'albuminurie tardive dans la scarlatine est bien souvent d'origine diphtérique.**

Cette notion étiologique a une importance considérable car elle indique la prophylaxie et la thérapeutique de l'albuminurie scarlatineuse.

Grâce au sérum antidiphtérique cette complication pourra être considérée comme évitable dans la plupart des cas.

Il y aura cependant des cas où, ainsi que cela se voit dans la diphtérie pure, le sérum n'aura aucun effet. Il est probable que ces albuminuries ont une autre origine encore inconnue.

Il faut au début de toute scarlatine faire une injection préventive de sérum antidiphtérique. Par ce procédé on évitera le plus souvent la redoutée complication. Lorsque celle-ci est apparue on doit de nouveau employer le sérum et en répéter les doses. On agira comme pour les paralysies diphtériques en faisant 10 centimètres cubes tous les quatre jours.

TRAITEMENT DE L'ALBUMINURIE PAR LES RÉGIMES

D'après ce que nous savons sur l'étiologie de l'albuminurie scarlatineuse, les régimes alimentaires doivent avoir peu d'action préventive.

On a longtemps considéré avec Ziegler que le régime lacté institué dès le début de la maladie et continué pendant plusieurs semaines avait pour effet d'empêcher la néphrite.

Dufour (1), Dopter (2), Guinon et Pater (3) ont montré qu'un régime alimentaire varié, déchloruré ou peu chloruré, donnait les mêmes résultats.

Abrami et Courdouan (4) ont eu des résultats tout aussi favorables avec un régime normalement chloruré. Il semble même qu'avec l'alimentation variée la convalescence soit plus courte qu'avec le régime lacté.

Cette inutilité du régime comme action préventive

1. Dufour. *Société médicale des Hôpitaux*, 1905.
2. Dopter. *Société médicale des Hôpitaux*, 1905.
3. Guinon et Pater. *Société médicale des Hôpitaux*, 1906.
4. Courdouan. Thèse, Paris, 1907.

étant constatée que faudra-t-il faire lorsque l'albuminurie sera constituée.

Il est évident que dans le traitement des néphrites le régime alimentaire a une importance bien plus grande que les médicaments proprement dits.

Ces régimes peuvent se diviser en trois : Régime lacté, régime déchloruré et régime chloruré.

Nobécourt et Merklen (1) dans une étude qu'ils ont faite de l'influence de ces régimes sur l'albuminurie scarlatineuse ont obtenu les résultats suivants :

Cinq enfants soumis au régime déchloruré ont tous eu de l'albuminurie :

Le premier a eu des traces d'albumine du 17ᵉ au 39ᵉ jour ;

Le deuxième a eu des traces d'albumine du 8ᵉ au 38ᵉ jour ;

Le troisième a eu des traces d'albumine le 6ᵉ, du 18ᵉ au 23ᵉ, du 25ᵉ au 46ᵉ jour ;

Le quatrième a eu des traces d'albumine du 4ᵉ au 18ᵉ jour ;

Le cinquième a eu des traces d'albumine les 8ᵉ et 17ᵉ jour.

Cinq enfants soumis au régime chloruré et ayant ingéré 5 à 10 grammes de sel par jour ont tous eu aussi des traces d'albumine.

Le premier a eu des traces d'albumine le 9ᵉ jour ;

Le deuxième a eu des traces d'albumine les 6ᵉ, 7ᵉ et du 26ᵉ au 38ᵉ jour ;

1. Nobécourt et Merklen. *Arch. de méd. des enfants*, 1908, p. 97.

Le troisième a eu des traces d'albumine du 25e au 39e jour ;

Le quatrième a eu des traces d'albumine du 18e au 39e jour ;

Le cinquième a eu des traces d'albumine du 16e au 39e jour.

Parmi les neuf enfants qu'ils ont soumis au régime lacté jusqu'au 20e jour, trois ont eu de l'albuminurie.

Le premier a eu des traces d'albumine le 24e jour, il ingérait depuis quatre jours en plus du lait 5 grammes de sel et 60 grammes de riz ;

Le deuxième a eu des traces les 4e, 5e, 9e et 26e jours. Il ingérait depuis le 20e jour 5 grammes de sel et 100 grammes de riz ;

Le troisième a eu des traces les 2e, 3e, 7e, 8e, 15e et 28e jours. Le 28e jour il ingérait depuis six jours 5 grammes de sel et 100 grammes de riz par jour.

Donc d'après ces auteurs le régime lacté est supérieur aux autres contre l'albuminurie. Il faut remarquer que le régime le plus défavorable est celui d'où le sel est exclu. De plus le régime lacté n'a pas été intégral et au 20e jour on a donné du riz et du sel, l'albuminurie est partie quelques jours après.

Il est incontestable que le lait a une influence excellente dans beaucoup de cas de néphrite. Il devra être institué dès que l'albuminurie sera apparue. Il faut cependant indiquer comment ce régime devra être appliqué, car il n'est pas sans inconvénients et il provoque quelquefois des troubles morbides qui en décèlent les vices.

D'après A. Gautier: « L'alimentation logique et bien « équilibrée de l'adulte par le lait seul est impossible « à atteindre. » Pour que la ration alimentaire comporte un total suffisant de calories, il faut absorber une telle quantité de lait qu'on a alors une quantité surabondante, inutilisable et même nuisible d'albumine. Ainsi s'expliquent en partie les insuccès et les aggravations observées avec le lait chez quelques albuminuriques.

Chez les malades soumis au régime lacté prolongé on voit souvent apparaître des troubles digestifs et toujours un affaiblissement marqué, de la perte de poids, de la fatigue au moindre effort obligeant le malade au repos absolu. De plus le lait mal digéré est néphrotoxique (Linossier et Lemoine).

Garnier et Sebareanu (1) ont constaté que tant que le scarlatineux reste au régime lacté absolu, le poids reste stationnaire au minimum atteint. Dès la reprise de l'alimentation une augmentation considérable se produit et en quelques jours le malade a repris et même dépassé son poids primitif.

Il ne faut donc pas maintenir le régime lacté plus longtemps lorsqu'au bout d'une quinzaine de jours on ne sera arrivé à aucun résultat.

« Le traitement alimentaire des néphrites, nous dit « Gouget (2), ne saurait se réduire au dilemme brutal de

1. Garnier et Sebareanu. *Presse médicale*, 23 mars 1904. Des variations de poids au cours de la scarlatine.

2. Gouget. *Gazette des hôpitaux*, 1907.

« de Chrestien : « Le lait ou la mort.» Le régime lacté ne « doit être qu'un régime provisoire. »

Lecorché et Talmon (1) disent : « Dès que l'albumi- « nurie cesse de diminuer et atteint un taux fixe au- « dessous duquel il est impossible de la faire descendre, « l'action du lait est épuisée et cessant d'être utile il « est bien près de devenir nuisible. »

Voici deux observations rapportées par ces auteurs qui montrent l'action inutile et même désastreuse du régime lacté prolongé.

OBSERVATION XXIV

Lecorché et Talamon. L'abus du lait chez les albuminuriques. *De l'albuminurie*, 1897, p. 224.

Albuminurie post-scarlatineuse. Régime lacté continué pendant dix-huit mois.

Mlle X..., âgée de 21 ans ; père goutteux, mère albuminurique.

En 1888, scarlatine. Cinq semaines après l'éruption on constate la présence de l'albumine dans l'urine à la dose de 0 gr. 75 à 1 gramme pour 1.000 avec une moyenne de 1.200 à 1.500 centimètres cubes d'urine par vingt-quatre heures, sans autre trouble d'ailleurs de la santé générale.

Cette jeune fille est tenue au régime lacté absolu pendant dix-huit mois. Elle le supporte du reste sans peine et sans dégoût, mais l'albuminurie a toujours persisté oscillant entre

1. Lecorché et Talamon. L'abus du lait chez les albuminuriques. *De l'albuminurie*, 1897.

0 gr. 30 à 0 gr. 80 pour 1.000 avec 1.500 à 2.000 centimètres cubes d'urine par vingt-quatre heures.

En 1890, quand nous la voyons, la quantité d'albumine est encore de 0 gr. 75 par litre; on substitue au régime lacté un *régime ordinaire*. En même temps traitement tonique ferrugineux et saison à Forges. Au bout de trois mois de traitement on ne constate plus que des traces d'albumine d'une manière intermittente.

En 1891, cure à Vittel et à Bussang. A la suite de cette double cure, l'albuminurie a complètement disparu. En mai 1892 l'analyse donne : quantité, 1.800 centimètres cubes ; densité, 1016; urée, 10 grammes ; acide urique, 0 gr. 46.

Pendant six mois l'urine ne contient plus d'albumine. En juillet 1892 on en retrouve des traces à la suite d'ennuis et de chagrins qui disparaissent rapidement après un nouveau traitement ferrugineux.

Dans l'observation qui suit, le régime lacté n'a eu aucune action utile, mais semble avoir aggravé l'albuminurie ; du moins la quantité d'albumine avait plus que doublé au bout de trois ou quatre mois de cette alimentation exclusive, et cependant le lait était bien toléré. Il a suffi de remettre l'enfant au régime ordinaire pour ramener l'albuminurie à l'état de traces.

OBSERVATION XXV

Lecorché et Talamon (*ibid.*), p. 226.

Albuminurie à la suite d'une angine. Régime lacté pendant quatre mois avec augmentation de l'albuminurie.

Mlle B..., âgée de 12 ans, a eu, en juin 1892, une angine pultacée due peut-être à une scarlatine méconnue et suivie de l'apparition de l'albumine dans l'urine.

Mise au régime lacté elle urine de 2.500 à 3.000 centimètres cubes par jour avec 0 gr. 35 à 0 gr. 60 d'albumine par litre. La moyenne de l'urée est de 25 à 30 grammes par vingt-quatre heures, la densité de 1.015 à 1.016.

De juin à septembre, le régime lacté est continué sans rémission. Néanmoins l'albuminurie augmente progressivement. En août et en septembre, la quantité d'albumine montait à 1 gramme et 1 gr. 50 par litre avec 2 litres d'urine par vingt-quatre heures.

On supprime le régime lacté en septembre et on prescrit un régime mixte. En quelques jours l'albumine tombe à 0 gr. 50, 0 gr. 40, 0 gr. 30 par litre pour 1.800 à 2.000 centimètres cubes d'urine par jour.

En octobre *régime ordinaire*. Non seulement l'albumine n'augmente pas mais on constate un abaissement continu du chiffre de l'albuminurie qui n'existe plus qu'à l'état de traces 0 gr. 10 à 0 gr. 08 par litre. L'enfant qui, sous l'influence du lait était devenue pâle et languissante, a recouvré ses forces.

En novembre, une crise aiguë pseudo-membraneuse n'a eu aucun retentissement sur le rein. L'albumine persiste toujours à l'état de traces.

Cette inutilité du lait chez quelques néphrétiques a été aussi remarquée par beaucoup d'auteurs : Hill Hassel, Hale White, Vergely, Grandmaison, Noorden, Maragliano et de Renzi, Mauté. Le régime lacté n'a donc pas toujours une influence favorable. En général au bout de huit à quinze jours on a obtenu du lait tout ce qu'on pouvait, il faut combattre l'albuminurie par d'autres moyens.

Le régime déchloruré a été employé avec des résultats différents par plusieurs auteurs. Pour Dopter (1) il serait excellent mais ses observations ont porté sur des adultes. Les malades de Nobecourt et Merklen ont tous eu de l'albuminurie à un moment donné compris entre les quatrième et quarante-sixième jours et cela pendant des périodes assez longues. Ils ont aussi observé une chute de poids plus constante qu'avec le lait et d'une façon plus accusée. Lesage à Herold a eu de mauvais résultats avec le régime déchloruré.

Le régime déchloruré n'a pas souvent des indications formelles dans la néphrite scarlatineuse car on observe rarement de la rétention chlorurée. Les malades de Nobécourt malgré l'albuminurie n'en ont pas présentée.

Castaigne (2) remarque que : « Chez les malades ne « présentant pas de rétention chlorurée le régime dé- « chloruré n'est pas seulement inutile mais peut provo- « quer des troubles gastro-intestinaux tenant au défaut « de sécrétion. De là du dégoût pour les aliments, du

1. Dopter. *Société médicale des Hôpitaux*, 16 juin 1905.
2. Castaigne. *Journal des Praticiens*, 30 octobre 1909.

« ballonnement, des éructations fréquentes, un ralen-
« tissement de la digestion gastrique, souvent de la
« diarrhée. En outre il peut s'en suivre une augmentation de l'albuminurie. »

D'après cela en dehors des cas d'œdème le régime déchloruré n'aurait aucune indication dans la néphrite scarlatineuse. Du reste dans ces cas de néphrite hydropigène le régime lacto-végétarien semblera préférable à un régime déchloruré avec viandes, surtout si l'on craint des phénomènes urémiques. En effet ce qu'il faut craindre avant tout ce sont les aliments azotés et ce qu'il faut éviter ce sont les troubles gastro-intestinaux auxquels ces malades urémiques sont prédisposés.

D'après A. Robin (1): « C'est à tort que la suppression
« du sel est ordonnée dans toutes les néphrites. La
« déchloruration prolongée favorise l'urémie, augmente
« l'albuminurie, peut provoquer des coagulations san-
« guines la phlegmatia dolens et les embolies consécu-
« tives. »

Il rapporte le cas d'un homme atteint de néphrite, chez lequel le régime déchloruré continué de mai 1908 à décembre 1909, fit doubler la quantité d'albumine et apparurent des crampes, des engourdissements, des vertiges et de l'insomnie. En supprimant simplement la déchloruration, les accidents disparurent en quarante-neuf jours.

Nous voyons que le lait, comme le régime sans sel, ont le grand inconvénient de provoquer souvent des

1. Robin. *Journal des Praticiens*, 5 mars 1910.

troubles gastro-intestinaux. Or Linossier et Lemoine (1) ont montré que les fonctions digestives ont une grande importance chez les néphrétiques ; la digestion des albuminoïdes leur enlève les propriétés toxiques pour le rein. Il ne faudrait donc pas les prolonger, et on peut dire avec Mauté (2) que le régime idéal des albuminuriques doit être celui qui, sans donner lieu à aucun phénomène d'insuffisance rénale, se rapprochera le plus du régime normal.

1. Linossier et Lemoine. *Acad. de Médecine*, 1er mars 1910.
2. Mauté. Thèse, Paris, 1909.

LE SEL DANS L'ALBUMINURIE

Le sel joue un rôle capital dans l'équilibre de nos humeurs. Il joue également un rôle antitoxique d'après Lesné et Ch. Richet (1). La résistance aux infections est plus grande chez les sujets qui ingèrent du chlorure de sodium (Charrin, Guillemonat et Levaditi). Grünwald (2) a montré l'importance vitale du chlorure pour l'organisme en soumettant des chiens au régime déchloruré et en leur faisant éliminer du chlorure dans l'urine par l'administration de diurétine. Le sang s'appauvrit en chlorure et ces animaux succombent rapidement ; si on donne du sel il n'y a pas d'intoxication.

Parmi les accidents imputés à l'alimentation pauvre en chlorure on a noté l'albuminurie.

Hartner a fait des expériences : en injectant de l'eau pure dans le sang d'un animal il provoquait l'albuminurie alors qu'avec l'eau salée il n'en avait pas.

Rosenthal (3) a soumis des chiens au régime déchlo-

1. Lesné et Ch. Richet. *C. R. Soc. de Biologie*, 1903, p. 371.
2. Grünwald. *Centralblatt für Physiologie*, 31 octobre 1908.
3. Rosenthal. Ueber Albuminurie bei Inanition. *Wochenblatt d. Wiener Aerzte*, 1864, p. 365.

ruré il a vu chez eux l'albuminurie survenir au moment où leur chlorure urinaire diminuait très notablement.

Wundt (1) a observé sur lui-même de l'albuminurie après trois jours d'abstinence de sel et Klein et Verson (2) l'observèrent également après un régime ne contenant que 1 gr. 4 de sel par jour.

Castaigne et Rathery (3) citent le cas d'un étudiant qui devint albuminurique temporairement pendant un essai de régime déchloruré.

Les expériences de ces mêmes auteurs (4) montrent que *in vitro*, le chlorure de sodium ne possède pas d'action toxique propre vis-à-vis de l'épithélium rénal.

Au sujet de l'emploi du sel dans les néphrites, voici ce qu'en dit Claude (5) : « Dans certaines néphrites la « perméabilité au chlorure de sodium est très suffisante, « il n'y a pas lieu de craindre des phénomènes de réten- « tion chlorurée. Sous l'influence du NaCl ingéré en « excès, certains malades atteints de néphrite ont des « éliminations urinaires plus abondantes. Les épithé-

1. Wundt. *Ueber den Kochsalzgchalt der Harns. Const. Jahr. über die Fortse. der gesammt Medic*, 1853. Bd. 2, p. 136.

2. Klein et Verson. *Sitz. Ber. der K. K. Akad. math. phys. zu Wien.*, 1867, Bd. IV., p. 626.

3. Castaigne et Rathery. *Semaine médicale*, 23 septembre 1903, p. 310.

4. Castaigne et Rathery. *J. de phys. et path. générale*, septembre 1908, p. 891.

5. Claude. Sur l'action excito-sécrétoire du NaCl dans les néphrites. *Soc. med. hôpit.*, 1904, p. 620.

« liums seraient influencés d'une façon favorable par « le sel. Il nous paraît résulter de ces diverses consta- « tations que le NaCl loin d'être toujours nuisible chez « les rénaux peut rendre vraisemblablement des servi- « ces comme stimulant de la fonction rénale. »

Cette influence excito-sécrétoire du sel sur le rein fut aussi observée par Roques et Lemoine (1). Une malade atteinte de néphrite grave, l'épreuve de la glycosurie phloridzique négative indiquait un très mauvais fonctionnement des épithéliums rénaux. On pratiqua l'épreuve de la chlorurie expérimentale et après quatre jours d'ingestions massives de chlorure, la glycosurie phloridzique est devenue positive. Il y a eu sous l'influence du sel un réveil de l'activité épithéliale.

Raynaud (2) trouve que chez certains malades soumis à la chlorurie les matériaux de déchet augmentent dans l'urine et attribue cet effet favorable du sel à ses propriétés sur la nutrition, le sel étant un excitant général de toutes les fonctions organiques.

Ferranini (3) pratiqua des injections d'eau salée chez des malades atteints de néphrite et observa chez tous une augmentation passagère de l'albuminurie suivie d'une diminution de l'albumine ainsi que d'une amélioration remarquable de l'état général.

1. Roques et Lemoine. Réveil de l'activité épithéliale au cours d'une néphrite chr. par chlorurie expérimentale. *Lyon méd.*, 29 mai 1904.

2. Raynaud. Thèse, Lyon, 1904.

3. Ferranini. *Centralbl. f. innere Medic.*, 1905.

Dufour (1) constata la disparition de l'albuminurie chez un malade soumis à l'épreuve chlorurique. Chez cinq malades atteints de scarlatine et ayant eu de l'albuminurie, il n'a pas fait réapparaître cette albuminurie en faisant ingérer de fortes doses de NaCl aussitôt que celle-ci fut disparue.

Castaigne et Chiray (2) ont aussi observé un cas dans lequel l'albuminurie disparut lorsque le sujet reprit un peu de sel.

Étudiant les albuminuries digestives au cours des néphrites ces auteurs estiment que le régime déchloruré peut provoquer des troubles digestifs multiples qui s'accompagnent d'une recrudescence de l'albuminurie et peuvent même la faire apparaître chez des sujets sains n'ayant aucune lésion rénale.

Gouget (3) s'exprime ainsi : « Étant donné l'action « excitante du chlorure de sodium, il est possible qu'il « soit utile chez certains malades déprimés ou même « pour stimuler le fonctionnement de certains reins en « dehors bien entendu des périodes de rétention. Il n'y « a donc pas lieu de le supprimer à tort et à travers « chez tous les rénaux. Certains esprits simplistes, pour « qui toute thérapeutique se réduit à une série d'équa- « tions, après avoir donné le lait dans tous les cas de « néphrite indistinctement tendent maintenant à don-

1. Dufour. *Société médicale des Hôpitaux*, 1905, p. 43.

2. Castaigne et Chiray. Les albuminuries digestives. *Journal médical français*, 15 mai 1910, p. 198.

3. Gouget. Régimes dans les néphrites. *Gazette des Hôpitaux*, 1905, p. 1503.

« ner dans tous les cas le régime hypochloruré. C'est « une grosse faute. »

Le bon effet des eaux chlorurées sur l'albuminurie est connu depuis longtemps par les cliniciens.

Gubler recommande les eaux salines de Balaruc, de Hambourg, Kreutznach, Nauheim, Salies et Salins.

D'après Lecorché et Talamon (1) les eaux chlorurées sont excitantes et reconstituantes ; elles activent le travail de la nutrition. Les fonctions digestives se relèvent, l'asthénie circulatoire diminue et, avec l'amélioration de l'état général, coïncide la diminution de l'albuminurie.

Cette influence incontestable du sel sur certaines albuminuries, nous paraît être une indication dans la néphrite scarlatineuse lorsque le lait aura accompli tout ce qu'il pouvait.

Les cas où l'albuminurie est persistante à la suite de scarlatine sont rarement accompagnés d'insuffisance rénale ainsi que le fait remarquer Heubner (2). Dans 25 cas de néphrite chronique à la suite de scarlatine, il ne trouve jamais d'hydropisie ni rétinite, ni hypertension sanguine ; mais ce qu'il trouve ce sont les signes de faiblesse générale de l'organisme : anémie, pâleur des téguments, faiblesse musculaire, fatigue rapide.

En face de tels symptômes il est naturel de penser à utiliser les propriétés du sel sur le rein et la nutrition.

1. Lecorché et Talamon. *De l'albuminurie*, 1888.

2. Heubner. Néphrite chronique et albuminurie chez les enfants. Congrès de Moscou. *Gaz Hebd. de méd.*, 2 sept. 1897.

On est en effet dans les conditions requises pour l'efficacité du traitement ; pas de rétention et faiblesse générale. Le chlorure de sodium sera employé utilement à remonter l'organisme affaissé et il pourra de plus exercer son action favorable sur le rein. Par son emploi le malade pourra recouvrer des forces, se rétablir et l'albuminurie diminuer.

Lorsque nous parlons du sel dans le régime alimentaire de ces néphrites, nous n'avons nullement en vue des doses considérables, qui ainsi que plusieurs expériences l'ont montré, provoquent des lésions rénales et même des intoxications, vomissements, diarrhée et quelquefois la mort. Laufer (1) donne comme dose moyenne absorbée par un adulte 17 à 20 grammes par jour. Nous n'irons même pas jusqu'à cette dose et nous pensons qu'en ajoutant aux aliments 10 grammes de sel par jour on obtiendra un résultat satisfaisant.

L'observation suivante nous montre un malade dans lequel l'albuminurie avait persisté n'ayant pu être enrayée par le lait. Devant cette persistance, M. Lesage institua le régime chloruré. Sous l'influence du chlorure de sodium le rein reprit son activité, l'albuminurie diminua puis disparut.

1. Laufer. *Revue scientifique*, 1904, p. 455.

OBSERVATION XXVI

Scarlatine. Albuminurie tardive non influencée par le lait disparaissant par l'alimentation salée.

R... Blanche, âgée de 11 ans, entre le 7 mai 1910 à l'hôpital Herold dans le service de M. Lesage.

T. : M. 39°,1 ; S. 38°,5. Éruption nette de scarlatine, langue rouge, un peu blanche au centre, en partie dépouillée. Agitation, délire, affaissement. Pas d'albumine dans les urines. Régime lacté.

La scarlatine évolue normalement, la température baisse et le 15 on commence l'alimentation. T. : M. 37°,3 ; S. 37°,5.

Le 21. — Brusque élévation de la température. T. : M. 37°,6 ; S. 40°,3. On remet l'enfant au régime lacté.

Le 22. — T. : M. 38°,4 ; S. 38°,6.

Le 23. — T. : M. 38°,1 ; S. 38°,1. On donne 20 grammes d'huile de ricin.

Le 24. — T. : M. 37°,3 ; S. 37°,4. La température est redevenue normale; on donne une purée sans sel.

Le 30. — T. : M. 37°,2; S. 37°,4. On constate la présence *d'albumine* dans l'urine, on remet l'enfant au régime lacté exclusif. C'est le vingt-troisième jour de l'entrée.

Le 31. — T. : M. 37°,2 S. 37°,4. Albumine 1 gr. 50.

Le 1er avril. — T. : M. 37°,2 ; S. 37°,4. Albumine 0 gr. 50.

Le 2. — Température normale. Albumine 0 gr. 25.

Le 3. — — — 0 gr. 50.

Le 4. — Albumine 0 gr. 60.

Le 5. — 0 gr. 50.

Le 6. — 0 gr. 40.

Le 7. — Albumine 0 gr. 25.

Le 8. — 0 gr. 25. On ajoute au lait, une purée sans sel.

Le 9. — 0 gr. 25.

Le 10. — 0 gr. 50. L'albuminurie ne diminuant pas mais revenant à 0 gr. 50, on fait une injection de 10 centimètres cubes de sérum antidiphtérique de Roux.

Le 11. — Albumine 0 gr. 50.

Le 12. — 0 gr. 50.

Le 13. — 0 gr. 50. Nouvelle injection de 10 centimètres cubes de sérum de Roux.

Le 14. — Albumine 0 gr. 40.

Le 15. — 0 gr. 50. L'albuminurie reste stationnaire malgré le régime lacté ; on donne à l'enfant une alimentation *normalement salée.*

Le 16. — Albumine 0 gr. 25. On fait encore 10 centimètres cubes de sérum de Roux.

Le 17. — Albumine 0 gr. 75.

Le 18. — 0 gr. 25. On donne une alimentation *plus salée* que les jours précédents, on ajoute 10 grammes de sel par jour.

Le 19. — *L'albumine disparaît.* Même régime.

Le 20. — Pas d'albumine. —

Le 21. — Traces d'albumine —

Le 22. — —

Le 23. — Pas d'albumine. Même régime.

Le 24. — Quelques traces d'albumine réapparaissent.

Le 27. — Albumine 0,25.

Le 28. — Pas d'albumine, cinquante-deuxième jour de l'entrée.

Le 29. — Pas d'albumine.

L'enfant quitte l'hôpital le 3 juillet, cinquante-septième jour de son entrée, n'ayant plus présenté d'albumine dans ses urines et dans un état général très satisfaisant.

Chez un autre malade, dont l'observation suit, le régime salé eut une influence très favorable sur l'albuminurie. Ce cas nous montre aussi le rôle de la diphtérie dans l'apparition de l'albuminurie ; celle-ci ne s'est montrée que lorsque la diphtérie fut déclarée et il apparaît bien qu'elle en est la cause évidente.

OBSERVATION XXVII

Scarlatine ; série sans sérum. Diphtérie au soixantième jour. Albuminurie au soixante-septième jour. Sérum et sel.

C... Raymonde, âgée de 5 ans 1/2, entre le 10 mai à l'hôpital Herold, dans le service de M. Lesage. T. : S. 39°,3.

Le 11 mai. — T. : M. 39°,8 ; S. 39°,4. Éruption nette de scarlatine.

Langue scarlatineuse avec exsudat blanc au centre et large liseré rouge vif sur les bords. Un peu de diarrhée. Pas d'albuminurie. Pas de sérum. Régime lacté.

Le 12. — T.: M. 39°5 ; S. 36°7. La scarlatine évolue, l'enduit blanc de la langue s'en va.

Le 13. — T. : M. 39°1 ; S.39°2. Pas d'albuminurie. Toujours de la diarrhée.

Le 14. — 39° ; 38°5. Diarrhée. On donne de l'huile de ricin.

Le 15. — 38°8 ; 39°2. Langue framboisée.

Le 16. — 39°5 ; 39°6.

Le 17. — 38°6 ; 38°8. Pas d'albuminurie. Moins de diarrhée.

Le 18. — 38°2 ; 37°6. La température baisse. La scarlatine est finie.

Le 19. — 37°8; 37°4. Alimentation: viande, purée, œufs, bouillon.

Le 21. — 37°2 ; 37°5.

Le 22. — 37°3; 37°4. Pas d'albuminurie.

La température reste désormais normale.

Le 27. — Pas d'albuminurie.

Le 30. — Pas d'albuminurie.

Le 2 juin. — 37°2; 37°3. Pas d'albuminurie.

Le 3. — 38°; 38°5. La température s'élève

Le 4. — 38°3; 39°1. Constipation, pas de vomissements. Signe de congestion base droite. Pas d'otite ni rhumatisme. Régime lacté.

Le 5. — 38°4; 38°5.

Le 6. — 38°6; 38°9. Respiration rude aux deux sommets plus marquée à droite.

Le 7. — 38°2; 38°6. Calomel.

Le 8. — 37°9 : 38°7. Respiration soufflante aux deux sommets, quelques râles sous-crépitants à droite. Toujours lait.

Le 9. — 37°,6; 38°,1.

Le 10. — 37°,4 ; 37°,6. Pas d'albuminurie.

Le 11. — 37°,2; 37°,3. Régime lacté.

La température est redevenue normale.

Le 17. — Pas d'albuminurie. Alimentation variée normalement salée.

Le 20. — Pas d'albuminurie.

Le 27. — Pas d'albuminurie.

Le 30. — Pas d'albuminurie.

Le 6 juillet. — 36°,8; 37°,5.

Le 7. — 39°,7 ; 39°,2. La température s'élève soudain.

Le 8. — 38°,5 ; 40°,1. Soixantième jour de l'entrée. Gorge rouge, un peu tuméfiée. Engorgement ganglionnaire.

Le 9. — 38°,3 ; 38°,4. Points blancs sur amygdale droite.

Le 10. — 38°,8 ; 38°9. *Angine pseudo-membraneuse diphtérique.* Les fausses membranes ont envahi les deux amygdales et le larynx. La toux est rauque. Tirage assez violent. Pouls 160. On fait un tiers de morphine et 60 centimètres cubes de sérum de Roux. Pas de tubage. Régime lacté.

Le 11. — 38°,1 ; 38°,2. Gorge tapissée de fausses membranes. Pouls 140.

Le 12. — 37°,9 ; 37°,8. Pouls 120. 40 centimètres cubes de sérum de Roux.

Le 13. — 38°,2 ; 38°,2. Pouls 140. Respiration plus facile mais voix encore éteinte. Les fausses membranes résistent.

Le 14. — 37°,6 ; 37°,7. Pouls 132. La gorge se nettoie, la voix est toujours éteinte.

Le 15. — 37°,6 ; 37°8. Pouls 148. Le lait est rejeté par le nez. *Gros flocon d'albumine* dans les urines, c'est le soixante-septième jour de l'entrée, *20 centimètres cubes de sérum.*

Le 16. — 37° ; 37°,5. Albuminurie abondante.

Le 17. — 38°,1 ; 38°,4. Submatité base gauche, râles sous-crépitants. La voix est encore éteinte. Albuminurie.

Le 18. — 38° ; 37°,5. Pouls dur. Pas de bruit de galop ni d'œdème. Albumine *2 grammes.* On injecte 20 centimètres cubes de sérum.

Le 19. — 37°,6 ; 37°,5. Albumine 2 grammes. On ajoute au lait *10 grammes de sel par jour.*

Le 20. — 37° ; 36°,9. Albumine 0 gr. 50, on ajoute une purée au lait salé.

Le 21. — 36°8 ; 36°,9. Albumine 0 gr. 50, même régime.

Le 22. — 36°,8 ; 37°, 3. Albumine 0 gr. 25, même régime.

Le 23. — 36°,6 ; 37°. Albumine 0 gr. 25, même régime.

Le 24. — 36°,8 ; 37°,2. Albumine traces, même régime.

Le 25. — 36°,8 ; 36°,9. Légères traces d'albumine, même régime.

Le 26. — 36°,8 ; 37°. *Plus d'albuminurie*, c'est le soixante-dix-septième jour de l'entrée, la voix commence à s'éclaircir. Lait salé.

Le 27. — Température normale. Pas d'albuminurie. Lait salé.

Le 28. — Température normale. Pas d'albuminurie. Lait salé.

Le 29. — Température normale. Pas d'albuminurie. Alimentation salée : lait salé, bouillon, viande crue et cuite, œufs, légumes.

Le 30. — Température normale. Pas d'albuminurie, même régime.

Le 31. — Température normale. Pas d'albuminurie, même régime.

Le 1er août. — Température normale. Pas d'albuminurie, même régime.

L'enfant se lève depuis huit jours, l'état général est excellent l'amaigrissement a disparu, pas d'œdème.

L'enfant sort le 10 août dans un très bon état et n'ayant plus eu aucune trace d'albumine.

La diphtérie de cette malade fut confirmée par l'inoculation, bien involontaire, de son bacille diphtérique sur moi-même. Je contractai en effet la diphtérie auprès d'elle ; je n'avais approché aucun autre diphtérique depuis un temps assez long et peu de temps après l'avoir examinée, au déclin de sa diphtérie, je fus pris de fièvre avec engorgement ganglionnaire, puis forte angine pseudo-membraneuse. L'examen bactériologique montra la présence de bacilles de Lœffler longs et nombreux ; 60 centimètres cubes de sérum firent cesser tous ces phénomènes en quelques jours.

*
* *

On voit donc que, dans ces faits observés par M. Lesage et nous, le sel, à la dose de 10 grammes par jour, a eu une action très favorable sur l'albuminurie ; ajouté au lait ou à une alimentation variée, il fit baisser, puis disparaître le taux de l'albumine.

Il ne faut donc pas rejeter de parti pris le sel dans le traitement des albuminuries scarlatineuses ; des réserves sont à faire sur ce point. Il s'agit de savoir si toutes les albuminuries scarlatineuses auraient intérêt à être traitées par le sel.

Il faut aussi dans l'albuminurie de la scarlatine, tenir compte de l'âge du malade. Nous pensons que l'enfant, sur lequel toutes nos recherches ont porté, peut se comporter d'une façon très différente de l'adulte, et particulièrement en ce qui concerne le traitement diététique et l'absorption du sel.

CONCLUSIONS

I. — La cause de l'albuminurie observée au déclin de la scarlatine n'est pas encore bien établie.

II. — Cette albuminurie apparaissant au déclin ou après l'affection semble avoir une autre origine que le microbe encore inconnu de la scarlatine. Elle est dans beaucoup de cas d'origine diphtérique.

III. — Cette origine fréquente est démontrée par :

1° La fréquence de la diphtérie concomitante se traduisant par des signes cliniques évidents et souvent confirmée par l'examen bactériologique ;

2° La fréquence du bacille diphtérique dans les voies respiratoires supérieures des malades ; ce bacille pouvant exister sans signes cliniques appréciables ;

3° La prévention à l'aide du sérum antidiphtérique. La méthode des injections préventives de sérum antidiphtérique dans la scarlatine diminue le nombre des albuminuries. Par son emploi on a seulement 2 cas d'albuminurie sur 128 malades, soit 1,64 %; tandis que sans sérum on a 11 albuminuries sur 120 malades, soit 9,16 %.

Le sérum antidiphtérique étant un médicament spécifique contre le bacille diphtérique et sa toxine, les résultats obtenus par son emploi démontrent que l'albuminurie scarlatineuse est bien due à la diphtérie.

IV. — Il sera donc bon, pour éviter l'albuminurie, de faire au début de toute scarlatine une injection préventive de sérum antidiphtérique à la dose de 20 centimètres cubes. Cette dose sera augmentée lorsqu'on constatera la présence d'une forte angine.

V. — En présence d'une albuminurie existante on devra, pour obtenir la guérison, pratiquer des injections de sérum antidiphtérique à la dose de 10 centimètres cubes et répétées tous les quatre jours, comme pour les paralysies diphtériques.

VI. — A côté des cas d'albuminurie tardive d'origine diphtérique il semble qu'il en existe d'autres ayant une origine différente, ou du moins qui surviennent malgré le sérum antidiphtérique et qui résistent aux injections répétées de ce sérum. Du reste ces cas s'observent aussi dans la diphtérie. Leur origine est inconnue.

VII. — Quant au traitement diététique de l'albuminurie ce sera le traitement classique.

Il semble néanmoins que, dans les cas d'albuminurie persistante, sans œdème ni rétention, il y aurait avantage à alimenter le malade, non pas avec un régime déchloruré mais avec un régime normalement salé. Le sel améliorera les fonctions digestives ainsi que l'état général, et en même temps la néphrite pourra être favorablement influencée.

www.ingramcontent.com/pod-product-compliance
Ingram Content Group UK Ltd.
Pitfield, Milton Keynes, MK11 3LW, UK
UKHW031934260826
14628UKWH00004B/1613